Pädagogische Praxisimpulse

Band 5

Virtuelle Realität, die Zukunft des Lernens

Eine Lernergebnisstudie in der Ausbildung zum Operationstechnischen Assistenten

Felix Mensch
OTA Schule des Universitätsklinikums Würzburg

Joy Backhaus
Institut für Medizinische Lehre und Ausbildungsforschung, Universitätsklinikum Würzburg (statistische Auswertung)

Reihe: Pädagogische Praxisimpulse

Herausgeber: Prof. Thomas Prescher

Bibliografische Information der Deutschen Nationalbibliothek: Die Deutsche Nationalbibliothek verzeichnet diese Publikation in der Deutschen Nationalbibliografie; detaillierte bibliografische Daten sind im Internet über dnb.dnb.de abrufbar.

Herstellung und Verlag: BoD – Books on Demand, Norderstedt

ISBN 9783752646498

Inhaltsverzeichnis

Abbildungsverzeichnis

Tabellenverzeichnis

Abkürzungsverzeichnis

ANCOVA	Analysis of Co-Variance
ANOVA	Analysis of Variance
AR	Augmented Reality
HMD	Head Mounted Display
MR	Mixed Reality
OTA	Operationstechnische Assistenten
VR	Virtuelle Realität / Virtual Reality
XR	Cross Reality

1 Einleitung

Im Rahmen der fünfjährigen Unterrichtstätigkeit an der Schule für Operationstechnische Assistentinnen/Assistenten[1] (OTA) des Universitätsklinikums Würzburg konnte der Autor Lehr- und Lernmethoden beobachten und anwenden. Auf Grund der Praxisorientierung innerhalb der Ausbildung sind in den fachpraktischen Unterrichten eine Vielzahl von Unterrichtsmethoden und Sozialformen innerhalb des Unterrichtsgeschehens möglich. In den theoretischen Unterrichten hingegen, oft auch als ärztliche Unterrichte betitelt, herrscht der Frontalunterricht mit seinen Sozialformen des Lehrvortrages und des Unterrichtsgesprächs.

1.1 Problemaufriss

Auf Grund der Erfahrung aus circa 2000 selbstgestalteten Unterrichtseinheiten konnte der Autor feststellen, dass die theoretisch im Unterricht ausgeführten praktischen Vorgänge nur schwer für Auszubildende nach zu vollziehen

---

[1] Hinweis zur geschlechtergerechten Sprache: Die Gleichberechtigung von Frauen und Männern in allen Bereichen ist elementar. Nach Möglichkeit verwenden wir geschlechtsneutrale Formulierungen. Wo sich dies nicht umsetzen lässt, benutzen wir aus Gründen der besseren Lesbarkeit das generische Maskulinum. Selbstverständlich sind dabei Frauen eingeschlossen.

sind. Durch den Unterricht versucht der Dozent, ein Bild von einem praktischen Vorgang in die Gedankenwelt der Auszubildenden zu transportieren. Allerdings sind aufgrund der einzelnen Vorerfahrungen der Auszubildenden diese Bilder unterschiedlich und nicht mehr deckungsgleich mit den verbalisierten Ausführungen des Dozenten. Dies führt zu einer kognitiven Überforderung und einem daraus resultierenden „Aussteigen" aus dem Unterrichtsthema und dem damit eng verbundenen Lernerfolg. Gerade in medizinischen Ausbildungsberufen sind Inhalte der fachpraktischen Ausbildung fiktiv und lassen sich nur durch praktische Übungen in einen Theorie-Praxis -Transfer überleiten. Am realen Patienten oder in realen Situationen des beruflichen Alltags sind Übungen nicht möglich, da das Gefährdungspotenzial für den Patienten zu hoch ist.

Hinzu kommt, dass die Kultusministerkonferenz eine Forderung nach einem generationengerechten und innovativ digitalen Unterricht in ihren Vorgaben hinterlegt hat. Diese lautet:

> „Im Bereich der Beruflichen Bildung bildet zudem die Förderung berufsbezogener Kompetenzen im Kontext von digitalen Arbeits- und Geschäftsprozessen einen wesentlichen Teil der Handlungskompetenz der Lehrkräfte als Ausgangspunkt ihres didaktischen Handelns. Alle beruflichen Fachrichtungen sind hier gefordert, die Curricula entsprechend weiterzuentwickeln, um eine zeitgemäße Lehrerausbildung zu sichern." (Kultusministerkonferenz, 2016, S. 25)

Um dieser Forderung der Kultusministerkonferenz nachzukommen, sollten sich berufsbildende Schulen ebenfalls Gedanken zur Digitalisierung der Unterrichte machen. Es sollten sowohl die Lehrkräfte als auch die Auszubildenden auf die neuen Möglichkeiten in der didaktischen Vielfalt vorbereitet werden.

> „Die Berufsbildung in Deutschland ist ganz wesentlich durch das Modell der dualen Ausbildung geprägt, in dem zwei gleichwertige Lernorte eng miteinander verzahnt sind. […] Die Digitalisierung wirkt sich jedoch auch auf die Form der Ausbildung aus, weil sie ganz neue Anforderungen an das Lernen und Lehren mit sich bringt […]. Das Lernen mit und über digitale Medien findet beispielsweise in hohem Maße auch auf informeller Ebene statt. Es verändern sich berufliche Handlungskompetenzen und die Form, in welcher diese in der Schule und im Unternehmen erworben werden […]." (DLR Projektträger Europäische und Internationale Zusammenarbeit Arbeitsgruppe „Internationalisierung der Berufsbildung", 2019, S. 39)

Auf Grund dieser Vorgaben, sollte ein Umdenken in der Bildungslandschaft beginnen und die Digitalisierung in den

Unterrichten nicht nur durch neu angeschaffte Tablet Computer umgesetzt, sondern auch die Sozialformen im Unterricht an die neue Medienvielfalt angepasst werden.

1.2 Zielsetzung

Im Rahmen dieses Bandes soll eine moderne und zukunftsorientierte Unterrichtsmethode beschrieben werden, welche mit verhältnismäßig geringem Kosten- und Personalaufwand durchgeführt werden kann und ein verändertes Lernergebnis nach sich zieht. Aus diesen Gründen möchte sich der Autor mit der Frage auseinandersetzten:

Wirkt sich die Sozialform auf das Lernergebnis der Auszubilden aus?

Durch den Einsatz neuer Medien, zum Beispiel Head Mounted Displays (HMD) im fachpraktischen, beziehungsweise theoretischen Unterricht, kann durch den spontanen Zugriff auf Vorgänge in der Praxis ein großes Maß an Informationen transportiert werden. Aktuell werden virtuelle Technologien in der Luftfahrt, der Medizin oder beim Militär als gängige Praxis angeboten (Jenewein & Hundt, 2009, S. 4). Nicht nur im Studium der Medizin, sondern auch in der medizinischen Ausbildung, befindet sich die virtuelle Realität auf dem Vormarsch. Das Berner Bildungszentrum Pflege ist hier bereits mit den ersten Studien zur Handhabe im Unterricht in die Vorreiterrolle getreten. In Bern können angehende Pflegefachkräfte durch das virtuelle Erleben in den Pflegealltag eintauchen und immersiv lernen (DLR Projektträger Europäische und Internationale Zusammenarbeit Arbeitsgruppe „Internationalisierung der Berufsbildung", 2019, S. 50).

Es entsteht der Eindruck, dass sich innovative, moderne und insbesondere digitale Sozialformen im Unterricht gerade auf den Sprung in den täglichen Gebrauch der schulischen Ausbildung machen.

Hypothese 1: Erhöhte Motivation durch virtuelle Realität im Unterricht

Die erste Hypothese des Autors: Eine gesteigerte (Lern) Motivation der Auszubildenden durch den Einsatz der virtuellen Realität ist im Unterricht festzustellen. Es ist davon auszugehen, dass die Auszubildenden eine erhöhte Motivation bezüglich des Verfolgens und des Erlernens des Unterrichtsthemas durch den Einsatz von Virtueller Realität (VR) als Sozialform haben. Diese Hypothese wurde bereits durch das Berner Bildungszentrum Pflege überprüft und wird auch im Rahmen der zu beschreibenden Studie (Kapitel 3 und 4) verifiziert.

Vorweg die Ergebnisse der Berner Studie zur veränderten Motivation.

„Motivation/Akzeptanz

Die Beantwortung der Frage, ob das Lernen mit der VR-Brille lehrreich war, fiel heterogen aus. Die meisten Studierenden gaben an, dass ihnen das Lernen mit der VR-Brille Spass[sic] gemacht hat.

3D-Visualisierung /Verständlichkeit

Ein Grossteil[sic] der Studierenden fand sich in der virtuellen Welt gut zurecht. Die Studierenden meldeten jedoch zurück, dass die Handhabung – vor allem die Interventionen mit den Händen – nicht ganz einfach war." (Schlegel & Weber, 2019, S. 184/185)

Genau dies ist aus Sicht des Autors eine große Chance, mit Hilfe der virtuellen Realität, Schüler oder Auszubildende an Orte zu bringen, zu welchen die klassischen Sozialformen zuvor keinen Zugang gefunden haben.

Die Ergebnisse der Berner Beobachtungen sollen im Rahmen der Studienauswertung Berücksichtigung finden und gegebenenfalls verifiziert werden.

Hypothese 2: Besseres Lernergebnis durch Virtuelle Realität im Unterricht

Nachdem die Leitfrage dieses Bandes „Wirkt sich die Sozialform auf das Lernergebnis der Auszubilden aus" lautet, wird die 2. Hypothese im Hauptteil durch eine deskriptiv statistische Erhebung betrachtet. Diese wird mittels einer zweifaktoriellen ANOVA Studie mit Messwiederholung, interferenzstatistisch auf Ihre Signifikanz überprüft (Kapitel 3 und 4). Um den Messergebnissen nicht vorzugreifen, verzichtet der Autor an dieser Stelle auf weitere Ausführungen.

1.3   Literaturrecherche

Zum Zwecke der Recherche wurden die Möglichkeit des Internets, allem voran die Portale „ResearchGate" und „PubMed", aber auch die Präsenzsammlung der Universitätsbibliothek Würzburg genutzt.

Im Rahmen dessen wurden nach den Begriffen Sozialformen im Unterricht, Frontalunterricht, Lernen und VR (Virtuelle Realität) geclustert. Während diese Art der Eingruppierung bei den ersten beiden Begriffen noch sehr gut funktionierte, musste der Begriff „Virtuelle Realität" deutlich verfeinert werden. Das Suchfeld wurde um VR in der Beruflichen Bildung, VR in der Medizin und VR in der Schule erweitert.

Im Bereich der Sozialformen innerhalb eines „Frontalunterrichts" hat sich Hilbert Meyer mit seinen Werken Unterrichtsmethoden I und II hervorgehoben. Aber auch Gudjons mit seinem Buch „Frontalunterricht – neu entdeckt" muss hier Erwähnung finden.

Beim Begriff „Lernen" hat sich das Buch „Neurodidaktik Grundlagen und Vorschläge für gehirngerechtes Lehren und Lernen" als Kompendium hervorgetan. Zur klareren Ausgestaltung dieses Teilbereichs ist es nötig, die verschiedenen Formen der Lerntypeneinteilung zu betrachten. Hier sind die Autoren Vester, Schrader und Kolb hervorzuheben. Der Bereich des Lernens in einer virtuellen Umgebung muss ebenfalls untersucht werden. Zu diesem Thema haben sich Jenewein und Hundt als valide Quelle erwiesen.

Im Bereich Virtuelle Realität und Lernen mittels VR muss erwähnt werden, dass es bereits erste Veröffentlichungen im Bereich der technischen Berufsausbildung gibt. Im Bereich der Gesundheitsberufe sind hier im letzten Jahr vermehrte Veröffentlichungsaktivitäten zu verzeichnen. Die Ergebnisse dieser wissenschaftlichen Arbeiten zeigen eine erhöhte Lernmotivation und Lernbereitschaft auf. Allerdings wurden hier Szenarien in der Virtuellen Realität mit einem hochgradigen Immersionsfaktor betrachtet, welche einen immensen finanziellen Aufwand bedeuten und nur kleineren Gruppen zugänglich gemacht werden können.

1.4 Aufbau des Bandes

Die Hypothesen resultieren aus der Annahme, dass die Generation der Digital natives, welche aktuell die Großzahl der Auszubildenden stellt (Kapitel 3.5), durch die zunehmende Digitalisierung ihres alltäglichen Umfeldes auch den Umgang mit neuen Lehrmedien verändert haben kann. Demnach sollte sich auch das Lernergebnis mittels der neuen Medien verändern. Um dies abschließend in der Studie zu klären, werden im Rahmen des Bandes zunächst die verschiedensten Lerntypen betrachtet (Kapitel 2.1.2). Das ist nötig, da die beiden in der Studie betrachteten Sozialformen der Unterrichtsführung auch die Lernkanäle unterschiedlich intensiv ansprechen. Das virtuelle Lernen ist hierbei als Sonderform anzusehen (Kapitel 2.1.3). Auch werden, neben einer kurzen Definition des Begriffes „Sozialform", die beiden Protagonisten, Frontalunterricht mit Unterrichtsgespräch (Kapitel 2.2.1) und die Virtuelle Realität (Kapitel 2.2.2), näher betrachtet. Es soll der Hauptfokus allerdings auf das Lernen in der Virtuellen Realität gelegt werden. Der Frontalunterricht ist mannigfaltig in der Literatur beschrieben, die Virtuelle Realität in der Berufsausbildung ist im Gegensatz hierzu noch unterrepräsentiert. Im Kapitel 3 wird der Vorgang innerhalb der Studienplanung ausgeführt, in diesem Abschnitt wird auch der personelle und finanzielle Aufwand für die Sozialform Virtuelle Realität dargestellt (Kapitel 3.4). Die Auswertung und Darstellung der Studienergebnisse erfolgen in Kapitel 4.

1.5 Kriterien der Studie

Bei der Erarbeitung der Testung wurde darauf geachtet, dass alle Lerntypen nach Kolb inkludiert sind, und der Kolb'sche Lernkreislauf Beachtung findet. Im Studiendesign liegt das Hauptaugenmerk auf den Lernergebnissen und dem Verlauf der Lernergebnisentwicklung, welche sowohl deskriptivstatistisch als auch interferenzstatistisch betrachtet werden. Die Interferenzstatistik soll eine Aussage über die Signifikanz der Interventionsarten und der Messzeitpunkte bezüglich des Lernergebnisses liefern, um die deskriptivstatistische Aussage zu untermauern. Durch die Erhebung einer Selbsteinschätzung der Probanden nach den Interventionen soll der Effekt der Motivation durch die jeweilige Lernform veranschaulicht werden.

2. Fachtheoretische Grundlagen

Als Grundlage zur Entwicklung der Thesis möchte der Autor mit Hilfe von Hilbert Meyer den Begriff Sozialform klären. Herbert Gudjons beschreibt den „Frontal Unterricht". Auch wird beleuchtet, was ist „Virtuelle Realität", welche Risiken birgt diese und wie kann diese neue Sozialform in das Unterrichtsgeschehen adaptiert werden. Um den Bereich „Lernergebnis" zu betrachten, wird geklärt, welche Lerntypen die Auszubildenden mitbringen können und warum die „Virtuelle Realität" als Sozialform der aktuellen Generation „Auszubildender" das Verstehen erleichtern kann. Die Sinnhaftigkeit der Virtuellen Realität im Bereich des E-Learning konnte bereits 2019 nachgewiesen werden.

„VR und AR scheinen in ausgewählten Bereichen nach Einschätzung der Studierenden Sinn zu machen (M=3,25; SD=1,19). Beide Technologien werden als eine positiv wirksame Ergänzung im Bereich des E-Learning gesehen (M=3,70; SD=1,11)." (Niedermeier & Müller-Kreiner, 2019, S. 8)

Das Strategiepapier der Kultusministerkonferenz „Bildung in der digitalen Welt" sagt aus:

> „Die sinnvolle Einbindung digitaler Lernumgebungen erfordert eine neue Gestaltung der Lehr- und Lernprozesse. Dadurch verändern sich Lehren und Lernen, aber auch die Spannbreite der unterrichtlichen Gestaltungsmöglichkeiten. Durch die Digitalisierung entwickelt sich eine neue Kulturtechnik – der kompetente Umgang mit digitalen Medien –, die ihrerseits die traditionellen Kulturtechniken Lesen, Schreiben und Rechnen ergänzt und verändert." (Kultusministerkonferenz, 2016, S. 7 ff.)

Aus dieser Feststellung heraus sollten Lehrkräfte und Dozenten unabhängig davon, ob sie an allgemein- und berufsbildenden oder einer Hochschule unterrichten, über ein entsprechendes Wissen und die Fähigkeiten verfügen, um den digitalen Fortschritt professionell und professionsspezifisch in die jeweiligen Lernorte einzubringen.

Die OECD Studie „Trends Shaping Education 2019" führt an, dass:

> „The Internet has become an integral part of our lives. Many common activities that once required physical contact or social interaction are now carried out online, such as talking to family and friends or consulting a doctor. But digital is no virtual "second life". It is increasingly an integral part of our physical reality. Whether it is a job, a room for the night, or the love of your life, online activity often translates into offline outcomes. This challenges the education system, which must take advantage of the tools and strengths of new technologies while simultaneously addressing concerns about potential misuse, such as cyberbullying, loss of privacy or illegal trade in goods." (OECD, 2019, S. 98)

Zwei zentrale Fragestellungen ergeben sich aus der OECD Studie. Zum einen: Kann die Bildung Schüler, beziehungsweise Auszubildende im Erwerb digitaler Fähigkeiten unterstützen, so dass diese zur Erstellung und Produktion von digitalen Inhalten befähigt sind? Zum anderen steht die Frage nach Partnerschaften im Raum, welche die Schulen benötigen, um eben diese Fähigkeiten zu entwickeln (OECD, 2019, S. 99).

Durch die voranschreitende Digitalisierung der Bildung sind vielseitige Veränderungen innerhalb der Bildungslandschaft nötig, welche nicht nur Lehrende und Lernende und die Bildungsinstitutionen betreffen. Auch die gesamte Gesellschaft ist hiervon betroffen. In der Hauptsache stellt sich die Frage nach den medien- und digitalisierungsbezogenen Kompetenzen der Lehrenden und den dazu gehörigen Entwicklungsfeldern zur Professionalisierung der Lehrkräfte. Hinzu kommt eine dringend nötige Akzeptanz der Technologien und die Bereitschaft, die entsprechenden Rahmenbedingungen innerhalb der Schulen zu schaffen (Zinn, Tenberg, & Pittich, 2019, S. 18/19).

2.1 Lernen

Das Thema „Lernen" ist sehr komplex und häufig beschrieben. Diese Grundlagenforschung soll nicht Thema dieser Arbeit sein. Viel wichtiger ist es aus Sicht des Autors, dass sich diese Arbeit mit der Förderung der Lernmotivation und den damit eng verbundenen verbesserten Lernergebnissen beschäftigt.

2.1.1 Lernen aus Sicht der Hirnforschung

Beim Lernen wird das limbische System durch die Kriterien wichtig/unwichtig, wünschenswert/nicht wünschenswert, angenehm/unangenehm aktiviert, um eine Abspeicherung im emotionalen Erfahrungsgedächtnis zu ermöglichen. Um eine Verfestigung im Gedächtnis zu ermöglichen ist es von Vorteil, die Lernerfahrung durch positive Gefühle zu verstärken. Dies fördert das Neugierverhalten welches als wichtiger Bestandteil des erfolgreichen Lernens angesehen werden kann (Herrmann, 2009, S. 13).

Durch die Betrachtung der verschiedenen Lerntypen kann festgestellt werden, wie ein solches Neugierverhalten hervorgerufen wird (Kapitel 2.1.2).

2.1.2 Lerntypen

In der Erforschung der Lerntypen haben sich Vester, Kolb und Schrader hervorgetan, wobei alle sich in ihrer Einteilung unterscheiden.

Vester untergliedert die Lerntypen bzw. Lernstile 1984 in auditiv, visuell, haptisch und intellektuell, diese Einteilung ist auch noch heute in Gebrauch (Quilling, 2015, S. 3).

In der beruflichen Weiterbildung werden auch die fünf Lerntypen von Schrader ins Feld geführt. Hier wird in den Theoretiker, den Anwendungsorientierten, den Musterschüler, den Gleichgültigen und den Unsicheren unterteilt. Der „Theoretiker" lernt gerne und ist sowohl an praktischen als auch theoretischen Inhalten interessiert. Der Fokus des „Anwendungsorientierten" Lerntypus liegt mehr in der praktischen Anwendung des Wissens. Er hinterfragt dieses auf nutzbare Inhalte. Der „Musterschüler" lernt bevorzugt im Rahmen einer Anleitung, eine eigenständige Erarbeitung findet eher Ablehnung. In der Anleitungssituation ist der „Musterschüler" als ehrgeizig und fleißig zu beschreiben. Der „Gleichgültige" lernt nicht gerne und nicht mehr als unbedingt nötig. Von der Angst ist der „Unsichere" begleitet. Er benötigt Druck, wenn es an das Lernen geht, begleitet von der zu erzeugenden Einsicht, warum das zu Erlernende für Ihn von Bedeutung ist. In der weiteren Differenzierung wird beschrieben, dass jeder der Fünf Typen sowohl Vorteile als auch Nachteile hat. Schrader empfiehlt aus diesem Grund, das Lernen zu einem Reflexionsgegenstand zu machen, um die Resultate des Lernens zu verstehen und Veränderungen innerhalb der Lernstile herbeizuführen (Schrader, 2008, S. 209 - 211).

Als dritter ist David A. Kolb zu erwähnen. In seinem empirisch gut abgesicherten Modell klassifiziert dieser in vier Lernstile. Er teilt ein in die Gruppe der „Divergierer", „Assimilierer", „Konvergierer" und in die „Akkomodierer". Als „Divergierer" bzw. Entdecker bezeichnet Kolb Personen, welche gut durch konkrete Erfahrungen und reflektierte Beobachtungen lernen können. Die zweite Gruppe ist als „Assimilierer" bzw. Denker bezeichnet. Diese beobachtet und reflektiert unter Bildung von abstrakten Begriffen, welche sie zu theoretischen Modellen umwandelt. Die Stärke der „Konvergierer" bzw. Entscheider liegt in der abstrakten Begriffsbildung und dem aktiven Experimentieren. Die „Akkomodierer" bzw. Praktiker unterscheiden sich von den zuvor beschriebenen dadurch, dass sie durch aktives Experimentieren lernen, allerdings an Hand von konkreten Erfahrungen (Kolb, 1984) zit. nach (Quilling, 2015, S. 4).

Unter Zuordnung der Lerntypen hat Kolb einen Lernkreis(-lauf) (Abb. 1) entwickelt. Kolb beschreibt in den vier Phasen, dass zu Beginn eine konkrete Erfahrung steht, mit der sich der Lernende offen und umfassend mit dem zu Erlernenden auseinandersetzt. Im nächsten Schritt wird reflektiert beobachtet, um dann im vorletzten Schritt in die abstrakte Begriffsfindung überzugehen. Aus diesem können Konzepte, beziehungsweise Generalisierungen gefolgert werden. Im abschließenden vierten Schritt werden die neu erworbenen Fähigkeiten experimentell in die Tat umgesetzt (Kolb, 1984).

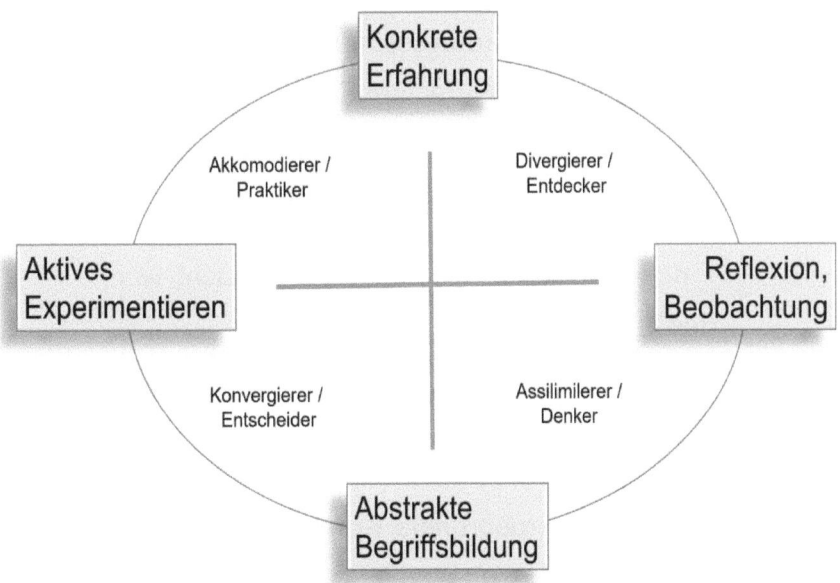

Abbildung 1 Lernkreis nach Kolb (Quilling, 2015, S. 4)

Der Lernkreis nach Kolb beginnt, ähnlich wie ein PDCA Zyklus, stetig von Neuem. Nur so können Lernergebnisse verbessert und vertieft werden. Hier ist es von Vorteil, wenn der Auszubildende seinen Lernstil kennt, aber auch die drei übrigen Stationen aktiv durchläuft (Kolb, 1984) zit. nach (Quilling, 2015, S. 4).

In der Unterrichtsplanung sollte auf die Berücksichtigung der verschiedenen Lernstile geachtet werden. Hierfür gibt Kolb folgende Fragestellungen an die Hand.

„Divergierer/Entdecker

• Ist es möglich, das Problem, das Wissen, das neu erworben werden soll, aus möglichst vielen Perspektiven zu betrachten?

• Wird die Vorstellungskraft angeregt und ist ein Austausch mit anderen möglich?

• Können eigene Erfahrungen gemacht werden?

• Gibt es Visualierungen?

Assimilierer/Denker

• Gibt es übergeordnete Konzepte und Theorien zu den Lerninhalten?

• Ist es möglich, Fakten zu sammeln und zu einem Konzept zusammenzufassen?

• Gibt es Phasen der Einzelarbeit?

• Ist die Lernsituation strukturiert?

Konvergierer, Entscheider

• Gibt es Theorien, die man in die Praxis umsetzen kann?

• Können Experimente eingebunden werden?

• Ist ein Praxistransfer möglich?

Akkomodierer, Praktiker

• Kann man etwas ausprobieren, sich Inhalte intuitiv erschließen und so seine Erfahrungen machen?

• Ist es möglich, mit anderen zusammenzuarbeiten?" (Kolb, 1984) zit. nach (Quilling, 2015, S. 5/6)

Die Fragestellungen von Kolb sollen dem Autor als Grundlage zur Erstellung der Unterrichte mit den unterschiedlichen Sozialformen innerhalb der Studie dienen, so dass auch hier eine Vergleichbarkeit vorliegt.

2.1.3 Lernen in einer virtuellen Umgebung

Der Bereich der virtuellen Lernumgebung wird häufig mit konstruktivistischen Instruktionstheorien in Zusammenhang gebracht (Schaper, 2000, S. 280 ff). Hieraus resultiert die Annahme, dass Lernende als aktive Informationsverarbeiter gelten. Hierdurch lässt sich die Gefahr des „trägen Wissens reduzieren" (Mandl, Reinmann-Rothmeier, & Gräsel, 1998, S. 22 ff). Der Wissenserwerb ist demnach ein Resultat einer gezielten Auseinandersetzung mit den Lerninhalten in einer virtuellen Umgebung. Kennzeichnen einer virtuellen Lernumgebung sind:

- Eine anschauliche Darstellung komplexer Themen und Anwendungsbezug (Schwan & Buder, 2006, S. 8)

- Die Möglichkeit direkter Erfahrungen in der ersten Person (Bricken, 1990)

- Selbststeuerung des Lernens als Garant für Lernerfolg (Schiefele & Pekrun, 1996)

Tabelle 1 Realitätsbereiche des Lernens (Jenewein & Hundt, 2009, S. 7)

Reali-tätsbe-reiche	Reale Arbeitsum-gebung (RA)	Virtuelle Ar-beitsumge-bung (VA)	Didaktische Konsequenzen
Sachverhalte			
Komple-xität	Immer 100 % Reduzierung oft unmöglich	Immer ‹100% Reduzierung i. d. R. möglich	Didaktische Re-duktion Komplexer Um-gebungen
Dynamik	Einflussnahme-möglichkeiten stark begrenzt	Prinzipiell un-begrenzte Ein-flussnahme	Anschaulichkeit durch Zeitraf-fung und Stre-ckung
Vernetz-barkeit	Oft unanschaulich und begrenzt be-einflussbar	Vernetzungs-grad beein-flussbar	Gezielte Orien-tierung an Lern-voraussetzungen
Transpa-renz	Abhängig von Sichtbarkeit und Zugänglichkeit	Zugänglichkeit und Sichtbar-keit künstlich erweiterbar	Bessere Ver-ständlichkeit und Anschaulichkeit
Lernhandlung			
Reversi-bilität	Selten ohne Folgen (Kosten, Zeit, Ma-terial) möglich	Immer ohne Folgen möglich	Möglich: Lernen aus Fehlern
Kosten-abhän-gigkeit	Lernhandlungen verursachen im-mer kosten	Geringer Nut-zungs-, hoher Entwicklungs-aufwand	Je nach Teilneh-merzahl und An-wendungsfall
Zeitab-hängig-keit	Arbeitsprozess und –System z. T. nur begrenzt verfügbar	Prinzipiell un-begrenzte Ver-fügbarkeit	Individualisie-rung von Lern-zeiten
Ortsab-hängig-keit	Gebunden an Ar-beitsumgebungen		

Jenewein und Schulz erkennen 2007 ein erhebliches Potential in den Lernprozessen innerhalb der virtuellen Realität. Hierzu haben ebendiese die Realitätsbereiche von realen und virtuellen Lernumgebungen vergleichend gegenübergestellt (Abb. 2). Als Ergebnis dieser Betrachtungen kann herausgestellt werden, dass sich Gestaltungspotentiale durch die didaktische Reduktion besser erschließen lassen, aber auch die Anschaulichkeit durch Veränderung der Zeitachsen im virtuellen Lernsystem erhöht werden kann. Durch die Darstellung komplexer Systeme können die Lernvoraussetzungen an die Heterogenität der Gruppe angeglichen werden und durch die Transparenz eine verbesserte Verständlichkeit des Lernthemas erwirkt werden. Als letzten, aber nicht unerheblichen Grund für virtuelle Lernsysteme ist das Lernen aus Fehlern ohne reale Schädigung anzuführen. Zudem sind durch die Entwicklung verschiedener Trainingsmodi die Freiheitsgrade im Erleben erweiterbar, um so neue Potentiale im Lernen zu ermöglichen (Jenewein & Hundt, 2009, S. 7/8).

Im besonderen Maße gilt es, das Präsenzerleben im Rahmen des Lernens im virtuellen Raum zu beachten. Es muss davon ausgegangen werden: Je höher das Präsenzerleben ist, desto höher ist die Aufmerksamkeit auf lernrelevante Stimuli. Entsprechend konzentrierter werden die Lernaufgaben bearbeitet und der Lernerfolg wird gesteigert

(Moreno & Mayer, 2002). Durch das Präsenzerleben wird durch die Kognition das Digitale Interface beiseitegedrängt und so der Fokus auf die Lernaufgaben gerichtet werden.

Das sogenannte Präsenzerleben zeichnet sich durch 2 Faktoren aus. Diese werden im Modell nach Steuer (1992) wie folgt beschrieben: Steuer geht davon aus, dass die Aspekte der Lebendigkeit („vividness") und das Ausmaß der Interaktion die Haupteinflussfaktoren im Erlebnis sind. Unter der „vividness" wird die sensorische Tiefe und Breite des Erlebens verstanden, unter Interaktivität neben der Handlungsbreite die Steuerbarkeit und Geschwindigkeit der Interaktion.

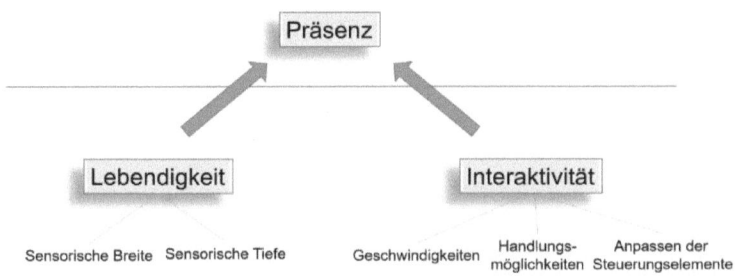

Abbildung 2 Modell der Einflussfaktoren auf Präsenz (Steuer, 1992) übersetzt durch (Heers, 2005, S. 51) modifiziert durch (Jenewein & Hundt, 2009, S. 9)

Auch muss die psychische Präsenz in drei Bestandteile untergliedert werden. Zum ersten in die Echtheit der virtuellen

25

Umwelt („presence as realism"), zum zweiten ist die Emp-
findung des räumlichen Bewusstseins („presence as trans-
portation") entscheidend, ebenso das psychologische Eintauchen des Nutzers („presence as immersion") (Laarni,
2003).

Der nächste, entscheidend wichtige Punkt zum Lernerfolg
in der Virtuellen Realität ist die Fähigkeit des Einzelnen,
sich auf das Erleben einzulassen, um so innerhalb der Simulation das Wissen um die künstliche Umgebung aufzu-
geben („willing suspension of disbelief"). Dieser Aspekt ist
allerdings auch durch Übung und Erfahrungen mit dem
neuen Medium zu erwerben, so dass davon auszugehen
ist, dass der Lernerfolg durch den wiederholten Einsatz der
Virtuellen Realität noch zu steigern ist (Heers, 2005, S. 36).

In der bisherigen Forschung konnten Lernerfolgssteigerun-
gen im Rahmen von fall- und problembasiertem Lernen in
Form von Simulationsszenarien nachgewiesen werden. In
der Metaanalyse von 18 Studien zeigt sich eine große Effektivität des Lernens und in 21 vergleichenden Studien
wurde eine Gleichwertigkeit bis hin zu einer leichten Über-
legenheit der VR Inhalte herausgestellt werden. Es kann
davon ausgegangen werden, dass durch ein weitreichendes didaktisches Konzept mittels konkreter Lernziele,

Feedbackschleifen und Lernhilfen die Effizienz des VR Unterricht noch zu steigern ist (Cook, Erwin, & Triola, 2010, S. 1589 - 1602).

Zur Virtuellen Realität treten zunehmend Mixed-Reality-Anwendungen (MR) unter Einbindung der Augmented Reality (AR) in Erscheinung. In diesem Prozess werden die 3D Umgebungen mit zusätzlichen Daten gespeist, was zu einer Blended Reality führt. Dies ermöglicht dem Nutzer ein erweitertes Erleben der Erfahrung und stellt eine neue Lernmöglichkeit dar (Zinn et al., 2019, S. 21).

Virtuelle Lernumgebungen bergen jedoch auch das Risiko, sich in der Vielfalt von Möglichkeiten zu verlieren (Schwan & Buder, 2006). Insbesondere besteht die Gefahr der „kognitiven Überlastung" der einzelnen Lernenden. Diese Überlastung kann durch zu geringe Vorkenntnisse innerhalb des neuen Lernmediums entstehen, wenn dieses bereits die Ressourcen des Lernenden ausschöpft. Diese „Überforderung" ist allerdings auch zu einer zu großen Komplexität innerhalb der Lernanforderung beim Lernen in der „Realität" zu beobachten (Jenewein & Hundt, 2009, S. 7/8). Aus diesem Grunde sollte der Umgang mit der Virtuellen Realität, bereits vor der Einführung der neuen Sozialform in das Unterrichtsgeschehen spielerisch geübt werden.

Als Ziele des Einsatzes der neuen Lehr- und Lernmedien sollten nach der Zusammenfassung von Zender et al. sein, dass das Eintauchen mit allen Sinnen (Immersion) in das Medium ermöglicht wird (Niedermeier & Müller-Kreiner, 2019) (Hellriegel & Čubela, 2018). Schwan und Bruder sehen den größten Vorteil in der Veranschaulichung von komplexen Sachverhalten was unbedingt als Ziel ausgegeben werden sollte (2006).

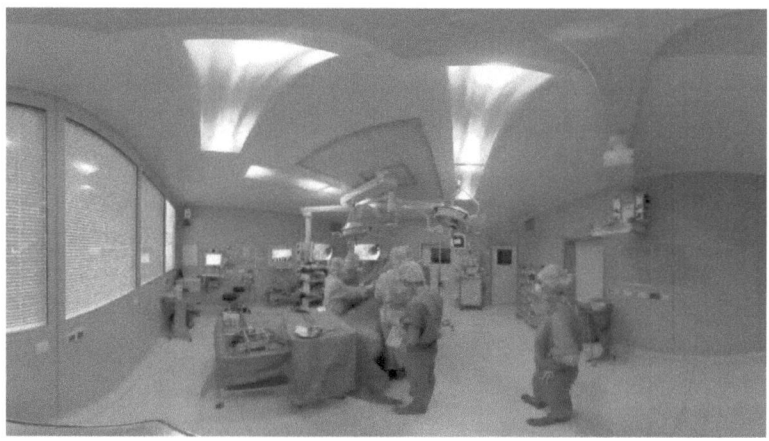

Abbildung 2 Beispiel aus dem VR Erlebnis der Studie 1

Im erweiterten Bildungsbereich, also in der Allgemein- und Hochschulbildung, ist die Unterscheidung zwischen VR- und AR- Anwendung essentiell. Hier sollte eine Untergliederung und Einordnung in die verschiedenen Bildungskontexte erfolgen. Dabei sollten nach den Gesichtspunkten der visuellen Qualität, der didaktischen Funktion, den Handlungsmöglichkeiten und Repräsentationen des Lernenden unterschieden werden (Schwan & Buder, 2006).

Aus diesem neuen Lern- und Lehrumfeld ergeben sich Chancen, aber auch Risiken, welche der Arbeitskreis VR/AR-Learning der Gesellschaft für Informatiker näher beleuchtet hat.

Als technologisch und medienspezifische Chancen werden die voll durch das IT System beinflussbare Lernumgebung mit neutralen Avataren zur besseren kulturellen Abstraktion betrachtet, ebenso die Simulation an sich mit Ihrer Anschaulichkeit und die Zusammenarbeit fördernde soziale Präsenz.

Für den Lernprozess sieht der Arbeitskreis die Chance in der Förderung der Lernenden in einem situativen Prozess, eine Übertragung der erlernten Fähigkeiten in die Wirklichkeit und das bereits beschriebene Verstärken der Lernerlebnisse durch das Präsenzerleben. Eine weitere Chance ist auch, dass das Multisensorische und Modale Lernen verschiedene Lerntypen gleichermaßen anspricht. Aber sie sehen in der Technologie auch die Möglichkeit der kontextsensitiven und individualisierten Lernhilfe. Ebenfalls besteht hierdurch die Möglichkeit, die Lernszenarien und Lernfortschritte standardisiert zu evaluieren, um eine Chancengleichheit unter den Lernenden herzustellen.

Auch hat sich der Arbeitskreis VR/AR-Learning der Gesellschaft für Informatiker mit den Risiken der neuen Sozialform auseinandergesetzt. Diese wurden zunächst unter dem Stichwort „Technologie- und Medienspezifisch" betrachtet. Hierzu wurden die Kosten-Nutzen-Rechnung, der nicht zu verachtenden Implementierungsaufwand mit der Zugänglichkeit für Domänenexperten erwähnt. Als nicht minder kritisch wurde die noch nicht vollständig ausgereifte Technologie mit den fehlenden technischen Standards und den ebenfalls noch nicht ausgereiften Interaktionskonzepten angeführt.

Im bildungsspezifischen, beziehungsweise im Bereich des Lernprozesses sind ebenfalls Risiken zu beachten. Auf Grund der noch fehlenden konzeptionellen didaktischen Konzepte besteht hier die Gefahr des Hypes um die neue Lehr -und Lernmethode und somit der Einsatz der Technik im ungeeigneten Curricularen Rahmen ohne die entsprechende Medienkompetenz der Lehrenden und Lernenden (Zender, Weise, Heyde, & Söbke, 2018).

Als weitergehende Herausforderungen sollten gelten, dass noch immer gesundheitliche Bedenken bezüglich der Anwendung der Virtuellen Realität bestehen. In dieser Arbeit wird der Begriff der Motion oder VR Sickness im Kapitel 2.2.2 näher betrachtet werden. Die fehlende Natürlichkeit der Bewegung der Avatare innerhalb einer Simulation kann ebenso als Mangel in der Kommunikation betrachtet werden, den es abzustellen gilt. Aber auch der Bereich der Ethischen Implikation, welche eine hohe Beeinflussung der

Selbstbestimmung, Sicherheit, Privatheit und des eigenen Selbstverständnisses beinhaltet, ist zu jedem Zeitpunkt der Weiterentwicklung der Systeme zu beachten. Hinzu kommt, dass auf Grund des ersten Hypes um diese Art von Lernsystem in den 80er Jahren des vergangenen Jahrhunderts, noch immer Vorbehalte gegenüber dieser Art des Lernens vorherrschen. Die Geschäftsmodelle der Hardware Hersteller, welche die Nutzung dieser als Lehr- und Lernmedium noch immer limitieren, sind als kritisch zu betrachten (Niedermeier & Müller-Kreiner, 2019, S. 2-4)

2.1.4   Zwischenfazit Lernen

Die Grundlage bezüglich der Lerntypen ist für beide Sozialformen als gleich zu betrachten. Der Autor ist der Meinung, dass in beiden Formen die Lerntypen nach Kolb unter zu Hilfenahme seiner Fragestellungen zu bevorzugen sind. Bei der Lernform „Virtuelle Realität" gilt es zu beachten, dass auf Grund des „Neugierverhaltens" aus neuropsychologischer Sicht das Präsenzerleben ein hervorzuhebender Faktor ist. Es muss aber auch auf die mögliche kognitive Überforderung durch neue Lehr- und Lernmethoden geachtet werden. Die Teilnehmer sollten nicht mit der Methode, sondern mit dem Lernthema beschäftigt sein.

2.2 Sozialformen im Unterricht

Bereits in der Einleitung dieser Arbeit ist von Sozialformen im Unterrichtsgeschehen die Rede. Aus diesem Grund sollte an dieser Stelle der Begriff „Sozialform" definiert werde.

Meyer beruft sich in seiner Definition auf die Veröffentlichung von Schulz 1965 „Unterricht - Analyse und Planung". Dieser schreibt: „Sozialformen des Unterrichts variieren das Verhältnis zwischen dem Lernen von etwas und dem Lernen mit anderen." (Schulz, 1965, S. 32) Diese Aussage soll die Wechselwirkung von Lehrenden und Lernenden innerhalb des Unterrichtsgeschehens verdeutlichen (Meyer, 2019, S. 136). Aus dieser leitet Meyer seine eigene Definition ab: „Sozialformen regeln die Beziehungsstruktur des Unterrichts. Sie haben eine äußere, räumlich-personal-differenzierende und eine innere, die Kommunikations- und Interaktionsstruktur regelnde Seite." (Meyer, 2019, S. 138)

2.2.1 Frontalunterricht

„Frontalunterricht ist ein zumeist thematisch orientierter und sprachlich vermittelter Unterricht, in dem der Lernverband gemeinsam unterrichtet wird und in dem der Lehrer – zumindest dem Anspruch nach – die Arbeits-, Interaktions- und Kommunikationsprozesse steuert und kontrolliert." (Meyer, 2017, S. 182-225)

Der Frontalunterricht gilt schon seit langer Zeit als das Mittel der Wahl zur Unterrichtsgestaltung. Den meisten Lehrenden und Lernenden ist diese Unterrichtsform die als am häufigsten erlebte präsent. Dennoch sollten auch alte Gewohnheiten regelmäßig hinterfragt werden. Der Autor wird herausarbeiten, warum diese Form des Unterrichts noch immer sinnvoll und unverzichtbar ist (Gudjons, 2011, S. 7).

Laut Gudjons ist der Frontalunterricht richtig und wichtig, wenn er in die Unterrichtsformen integriert ist und hierbei die Eigentätigkeit, Selbstverantwortung, Selbststeuerung und Kooperation der Lernenden fördert. Auch sollte darauf geachtet werden, dass diese Integration eigenständige didaktische Funktionen aufweist und stets modern und professionell gestaltet wird. Gerade das komplexe Zusammenspiel der Interaktionen innerhalb eines Klassenzimmers werden durch diverse Faktoren beeinflusst. Hier ist ein gutes Klassenmanagement mit wiederholenden Ritualen von Nöten. Auch hierbei trägt eine gewohnte Unterrichtsform wie sie der Frontalunterricht darstellt, zum Lernerfolg bei, wobei die Wirkung der Lehrerpersönlichkeit nicht zu vernachlässigen ist (Gudjons, 2011, S. 8/9).

In der Realität zeigt sich gerade im Frontalunterricht, dass eine ritualisierte, eingeschliffene Bandbreite der Unterrichtsgestaltung, hervorgerufen durch die Lehr- und Lern-

gewohnheit Eintönigkeit und Langeweile produziert. Bei-
spielhaft hierfür erwähnt Gudjons folgendes Szenario aus
dem Frontalunterricht:

> „Anknüpfung" an die letzte Stunde („Erinnert
> sich noch jemand, worüber wir das letzte Mal
> gesprochen haben?" – Unterricht als Fortset-
> zungsroman); Kontrolle der Hausaufgaben, um
> dann mühsam zum nächsten Themenbrocken
> voranzuschreiten; „Faktenschleuder" (mit dem
> Overheadprojektor, nach dem Motto: Friss o-
> der stirb!), aus der dann Einzelthemen abgelei-
> tet werden; die wenig spannende Lehrerdarbie-
> tung eines Experimentes am Anfang der
> Stunde (die dann in einer chemischen Formel
> endet) u.a.m." (Gudjons, 2011, S. 153)

Inszenierungsmuster dieser Art sind der Anfang von Ende
eines „guten Unterrichts". Die Inszenierung sollte bewusst
und passend zum jeweiligen Thema strukturiert werden.
Gerade der Unterrichtsauftakt und die entsprechende Einleitung zum Thema hin zählt zu den entscheidenden Mo-
menten einer jeden Unterrichtseinheit (Gudjons, 2011, S.
153). Im weiteren Verlauf der Erläuterungen ist ein treffli-
cher Vergleich niedergeschrieben, welcher der Meinung
des Autors entspricht.

„Jedes Haus (= Sache, Gegenstand) hat viele Türen; es kommt darauf an, dass jeder seine Tür findet. […] Meine Tür ist der Zugang zu meiner Sicht der Sache. Mehr als Türen zu öffnen, kann die Lehrkraft nicht tun. Das ist allerdings sehr viel angesichts der gängigen Praxis, die Motivation der Schüler und Schülerinnen immer schon vorauszusetzen und so zu tun, als könne man gleich zur Sache kommen." (Gudjons, 2011, S. 159)

Die Unterrichtsplanung zu einem Frontalunterricht ist im Grunde nicht so konzipiert, dass besondere Effekte zur Motivation der Lernenden organisiert werden. Es steht das Bildungserlebnis im Mittelpunkt, wobei der Unterrichtsgegenstand erst dann als bildend angesehen werden kann, wenn der Empfänger sich mit dem Inhalt identifizieren kann und hierdurch motiviert ist, ihn zu erfahren. Die Inszenierung kann auch Gefahrenpotentiale bergen und die Lehrperson zu Selbsttäuschung führen. Dies tritt dann ein, wenn einzig die persönliche Nähe zum Thema in den Vordergrund gestellt wird und im Rahmen der Inszenierung die Bedürfnisse der Lernenden außer Acht gelassen werden (Gudjons, 2011, S. 159/160).

2.2.2 Virtuelle Realität

Aus Sicht des Autors muss bei der Betrachtung der Sozialform „Virtuelle Realität" detaillierter vorgegangen werden. Die Wahrnehmung spielt hier eine wichtige Rolle, aber auch die Gefahren einer VR beziehungsweise Motion Sickness im Rahmen eines VR-Unterrichtes gilt es herauszuarbeiten.

Virtuelle Realität (VR), und ihre artverwandten Technologien wie die Augmented Reality (AR), Mixed Reality (MR) und Cross Reality (XR) können als technologiebasierte Erfahrungswelten bezeichnet werden (Zinn et al., 2019, S. 20). Im Zentrum der Virtuellen Realität steht die Erfahrung, dass der Nutzer sich in einer ortsfremden Welt bewegt (Rheingold, 1992). Dörner weist darauf hin, dass die Virtuelle Realität eine Analogie in der Realität aufbaut (Dörner, Broll, Grimm, & Jung, 2019, S. 17).

Es werden via künstlicher und natürlicher Schnittstellen Sinneseindrücke vermittelt. Eine Nutzerinteraktion ist mittels der künstlichen Schnittstelle möglich. Er kann in der neu erschaffenen Umgebung navigieren und interagieren. Die Darstellung erfolgt in der Regel

stereoskopisch mit dreidimensionalen Eigenschaften, welche ein räumliches Szenario erschafft. Durch ein zusätzliches auditives Feedback soll der Eindruck einer digitalen

Welt vermittelt werden, welche komplett isoliert von der realen Außenwelt existiert (Dörner et al., 2019, S. 18).

Im Rahmen der Betrachtung der virtuellen Technologie sind drei Varianten zu differenzieren. Hier handelt es sich zum ersten um eine nicht immersive Technologie. In dieser werden 2D Bilder in ego- und oder in allozentrischer Perspektive wahrgenommen, welche auf einem Monitor dargestellt werden. Die für diese Arbeit wichtigste Variante ist die der teilimmersiven Virtuellen Realität. Hier werden mittels einer VR-Brille (z. B. Head-Mounted-Display (HMD); Cardboard) räumliche, beziehungsweise dreidimensionale Wahrnehmungen über eine künstliche Schnittstelle an den Nutzer visualisiert. Die aufwändigste und komplexeste Variante stellt die immersive Version dar. In dieser werden mittels Sensoren und Kameras alle Bewegungen der Nutzer registriert und verarbeitet, um so einen sofortigen Einfluss auf die Erlebniswelt zu haben. Auf diesem Weg hat der Nutzer auch ein entsprechend direktes Feedback bezüglich seiner Handlungen innerhalb der Simulation (Zinn et al., 2019, S. 20).

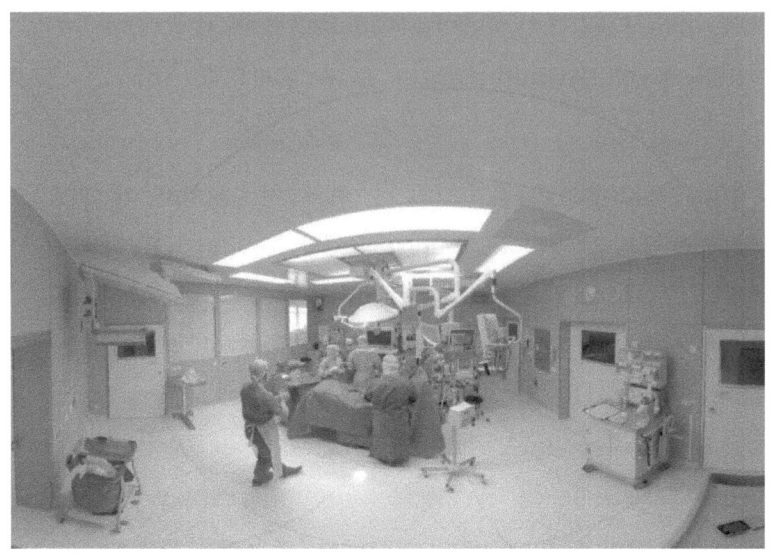

Abbildung 3 Beispiel aus dem VR Erlebnis der Studie 2

Der AR kann hier nur eine Mittelfunktion zugewiesen werden, da hier nur reale und virtuelle Bedingung übereinander gelagert werden. Durch den Restkontakt zur realen Welt, ist Präsenzerleben nur schwer zu erreichen.

Wahrnehmung

Das Präsenzerleben ist eng mit der Wahrnehmung an sich zu verknüpfen, aus diesem Grund soll die Wahrnehmung in diesem Abschnitt kurz umrissen werden.

Mittels der Abbildung 4 soll veranschaulicht werden, in welchem chronologischen Zusammenhang eine Wahrnehmung durch den Rezipienten erfolgt. Das Entscheidende aus Sicht des Autors ist, dass durch den Stimulus der Wahrnehmung direkte Interpretationen, Bewertungen und Verknüpfungen erfolgen und hieraus individuelle Empfindungen resultieren. Durch den Vorgang der Verknüpfung der Stimuli werden Emotionen aber auch Motivation ausgelöst. Diese Motivation, getriggert durch die Sinneswahrnehmung, kann beim Lernen in der Virtuellen Realität ein entscheidender Punkt sein.

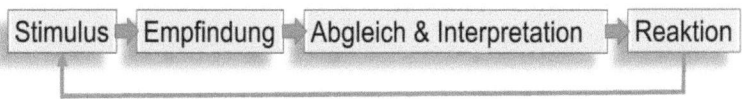

Abbildung 4 Stufen der Wahrnehmung (Jenewein & Hundt, 2009, S. 6)

Diese individuelle Art der Reaktion wird auch als „response set" bezeichnet. In diesem „Set" sind als Einflussgrößen emotionale, motivationale, soziale und kulturelle Faktoren, welche kognitive Aspekte beeinflussen. Hierrunter fällt unter anderem die Verhaltensbereitschaft, Aufmerksamkeit,

Selektionsprozesse, Interpretation. Dass zusätzlich der Kontext des Stimulus eine Rolle spielt, ist anzunehmen (Malim, 1994, S. 61).

Motion Sickness

Das Hauptrisiko der Nutzung einer VR Brille ist unter verschiedenen Namen beschrieben. Am häufigsten wird es als Motion Sickness oder VR Sickness beschrieben, aber auch Begriffe wie Cybersickness beziehungsweise Simulator Sickness werden genutzt. Dieses Risiko muss dem Nutzer zuvor bewusst sein, aber auch in der Unterrichtsplanung durch die Lehrkraft berücksichtigt werden.

Die Motion Sickness wurde bereits 1992 ausführlich beschrieben. In dieser wird die Vielzahl von Symptomen mit einer visuellen und vestibulären Störung assoziiert. Die rein körperlichen Symptomatiken lassen sich in die Bereiche:

- Übelkeit

- okulomotorische Beschwerden

- Desorientierung

einteilen (Kolasinski, 1995).

Dieser Symptomkomplex ist darauf zurückzuführen, dass durch die optischen Reize dem Gehirn eine Bewegung simuliert wird, allerdings die anderen Sinnesorgane und der motorische Bewegungsapparat „Stillstand" melden. Dies führt zu einer „Verwirrung" in der neuronalen Datenverarbeitung mit den oben beschriebenen Symptomen. Kolasinski beschreibt weiter, dass hieraus eine Beeinträchtigung des Lernens entstehen kann, denn der Nutzer schränkt als Folge daraus die Trainings in der Virtuellen Realität ein und kann sich entsprechend weniger mit der Lehrsituation auseinandersetzen (Kolasinski, 1995). Auch ist eine Verringerung des Präsenzerlebens durch die Simulator Sickness nachgewiesen (Kennedy, Lane, Berbaum, & Lilienthal, 1993).

Bereits 1966 macht sich, wenn auch noch unbewusst der heutigen Technischen Möglichkeiten, Merleau-Ponty Gedanken um die potentiell zu erfahrenden Risiken und beschrieb sie als eine „[...] lebendige Erfahrung des Schwindels oder des Ekels." (Merleau-Ponty, 1966, S. 296). Dies trifft erstaunlich genau die Symptome, welche vor allem bei einer hochgradigen Immersion und einem tiefen Präsenzerleben auftreten können.

Für den Nutzer gilt zu berücksichtigen, dass durch das Abnehmen der VR Brille die Symptomkomplexe innerhalb weniger Minuten rückläufig sind. Aber auch die Lehrkraft, welche die Virtuelle Realität als Sozialform einsetzt muss darauf achten, dass die Stimulation durch die Simulation nicht länger als 15 – 30 Minuten ohne Unterbrechung genutzt wird. Erst ab einem 30-minütigen Einsatz der VR Brillen ist ein Anstieg der Symptomatik beobachtbar, wohingegen bei Interventionen unter 15 Minuten, wie in der beschriebenen Studie, keine Symptome zu verzeichnen waren.

2.2.3 Zwischenfazit Frontalunterricht versus Virtuelle Realität

Sowohl der Frontalunterricht als auch die Virtuelle Realität sind nach Auffassung des Autors als Möglichkeit der Interaktion zwischen Lehrkraft und Lernenden zu sehen. Durch die Virtuelle Realität können die Lernenden in generationengerechter Form abgeholt werden. Das Lernen wird sich durch digitale Medien verändern. Die Lehrkräfte sollten sich dieser Revolution der Lehr- und Lernmethoden öffnen. Die Virtuelle Realität ist nicht anders als ein Unterrichtsgespräch mit deutlich verbesserten Möglichkeiten der Visualisierung. Durch die Virtuelle Realität wird es möglich, Lernende in zuvor verschlossene Bereiche mitzunehmen.

3. Festlegen des Studienformates und Durchführen der Studie

Die Testung und das Studienformat wurde in Zusammenarbeit mit dem Institut für Medizinische Lehre und Ausbildungsforschung am Universitätsklinikum Würzburg erarbeitet. Das Institut erwartet hinsichtlich der Hypothese „des verbesserten Lernergebnisses durch die Virtuelle Realität im Verhältnis zum klassischen Frontalunterricht" einen Nutzen für die Weiterentwicklung der Unterrichtsmethoden und der interagierenden Sozialformen.

3.1 Planung der Tests

In der Abwägung der Optionen kristallisierte sich heraus, dass eine Testreihe mit vorheriger Abfrage des Vorwissens mit Bezeichnung T0 und einer anschließenden Intermediate (T1) mit Retention (T2) Testung des Neuerlernten im Rahmen eines Unterrichtsblockes (4 Wochen) an zwei unterschiedlichen Probandengruppen sinnvoll ist. Dies sollte im Rahmen des curricular geregelten Unterrichtes stattfinden. Es wurde bewusst nur ein Retentionsfenster von 7 Tagen gewählt.

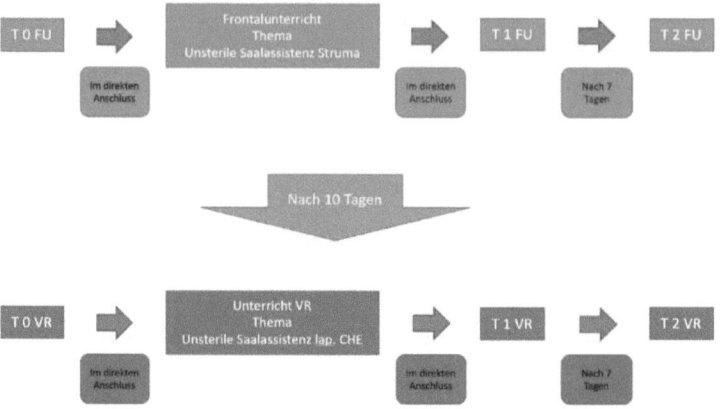

Abbildung 5 Studienablaufplan

Beide Interventionen sollten innerhalb des Schulblockes durchgeführt werden, um eine Verfälschung der Ergebnisse bezüglich des Retentionswissens, durch Erfahrungswerte in der zwischenzeitlichen Praktischen Ausbildung zu vermeiden. Auch wurden zwei Gruppen ausgewählt, welche unterschiedliche Erfahrungswerte aus der Praxis mitbringen, um etwaige Störgrößen herauszufiltern. Beide Probandengruppen befanden sich zeitgleich in der theoretischen Ausbildung, um auch so eine Ergebnisverfälschung auszuschließen. Die Probandengruppen nahmen beide an den gleichen Interventionen zu unterschiedlichen Zeitpunkten teil. Um diese Rahmenbedingungen zu gewährleisten, wurde der Zeitraum Oktober und November 2019 gewählt. Durch diesen Umstand kamen als Probanden die Gruppe der OTA Klasse 18/21 und der OTA Klasse 19/22 infrage. Die Klasse 18/21 hatte bereits ein Jahr Ausbildungserfahrung, wohingegen die Klasse 19/22 zum Zeitpunkt der Tests noch über keinerlei praktische Erfahrung verfügte.

Die Intervention „Frontalunterricht" wurde mit dem Titel „Tätigkeiten einer unsterilen Saalassistenz im Rahmen einer Strumektomie (Schilddrüsenentfernung)" durchgeführt. Das Thema des Unterrichtes mittels der Virtuellen Realität sollte die „Tätigkeiten einer unsterilen Saalassistenz im Rahmen einer laparoskopischen Cholezystektomie (Gallenblasenentfernung)" sein. Beide Themen sind zur besseren Vergleichbarkeit ähnlich, aber bewusst nicht gleichlautend gewählt, denn bei einer Strumektomie handelt es sich im einen „offenen chirurgischen Eingriff" und bei der Cholezystektomie um einen Eingriff im Rahmen einer Bauchspiegelung. Beide Themen waren vor dem Hintergrund des fachpraktischen Unterrichtes gewählt worden, so dass diese auch von Lehrkräften mit einem Bachelorgrad in der Berufspädagogik für Gesundheitsberufe durchführbar waren.

Die Ergebnisse der Testungen wurden im Rahmen einer deskriptiv Statistischen Auswertung betrachtet. Zur Absicherung der Signifikanz der erhobenen Daten wurden die Daten auch mittels einer ANOVA mit zweifacher Messwiederholung interferenzstatistisch bewertet, da dieses interferenzstatistische Studiendesign auf das Ergebnis hin betrachtet, die aussagekräftigsten Resultate liefern kann. ANOVA ist eine englische Abkürzung für Analysis of Variance. Im Rahmen einer ANOVA können Hypothesen zeitgleich, trotz verschiedener Einflussfaktoren geprüft werden. Die Kovarianzen, welche durch die unterschiedlichen Ausbildungsstände der Probandengruppen entstehen könnten, werden gegebenenfalls im Rahmen einer ANCOVA (Analysis of Covariance) Berechnung geprüft. Diese wird nur nötig, wenn die ANOVA zuvor keine Signifikanz aufweist, oder der Unterschied in den Testergebnissen zwischen den beiden Gruppen zu sehr differiert (Völkle & Erdfelder, 2010, S. 455 ff.).

Nur auf diesem Weg konnte die Probandenanzahl auf 44 erhöht werden, ohne die Wichtigkeit der Variablen, nämlich Interventionsart und Testzeitpunkt zu vernachlässigen. Auch geht der Autor davon aus, dass Rückschlüsse zu ziehen sind, in welchem Ausbildungsabschnitt die Methode VR sinnvoll zu integrieren ist.

3.2 Erstellung der Tests

Auf Grund des nötigen Datenschutzes wurde eine Maske zur Pseudonymisierung der Probanden entwickelt siehe, Abbildung 6 und Anhang A:

Geburtsort: dritter Buchstabe	⬭
Alter: Bitte addieren sie die einzelnen Stellen Ihres Geburtsdatums	⬭ Ggf. 0
z.B. 0+8+0+1+1+9+7+9 = 35	⬭
Wenn das Ergebnis 1-stellig ist, tragen Sie es bitte in das rote Kästchen eine 0 ein	
Vorname der leiblichen Mutter: dritter Buchstabe	
Die ersten beiden Buchstaben des Ortes Ihrer Einschulung	⬭ 1. Buchstabe
	⬭ 2. Buchstabe

Abbildung 6 Pseudonymisierung

Die Art der Pseudonymisierung wurde in Kooperation mit den Datenschutzbeauftragten des Universitätsklinikums Würzburg generiert. Diese und die in diesem Zuge entwickelte Einwilligungserklärung wurde dann inklusive einer Kurzbeschreibung der geplanten Studie dem Ethikkomitee der Universität Würzburg zur Prüfung und Freigabe vorgelegt.

Neben den eigentlichen Tests T0 bis T3 wurden im Rahmen der Studie auch soziodemographische Daten, wie zum Beispiel Vorerfahrung und der Umgang mit Digitalen Medien im Rahmen eines Prä-Test Fragebogens (Anhang C) erhoben. In diesem konnten sich die Probanden zum

Beispiel bezüglich Ihrer Affinität zu digitalen Medien anhand einer 5 stufigen Liekert Skala (Stimme überhaupt nicht zu = 1; Stimme voll zu = 5) selbst einschätzen. Zusätzlich wurde die ebengenannte Skala zur Selbsteinschätzung des Probanden direkt nach der Intervention gewählt.

Die Test T0 bis T3 wurden immer nach einem gleichlautenden Schema angelegt, um eine klare Vergleichbarkeit zu erreichen. Die Bearbeitungszeit wurde auf 20 Minuten festgelegt, ebenso wurde das Design des Fragebogens ohne Hinweise auf die Qualität, beziehungsweise Quantität angelegt. Die Fragestellung lautete:

Bitte zählen Sie die Handlungsschritte der unsterilen Saalassistenz im Rahmen einer Strumektomie / laparoskopische Cholezystektomie auf.

Bitte untergliedern Sie hierbei die einzelnen Handlungsschritte in prä-, intra- und postoperativ (Intraoperativ meint: Beginn Schnitt bis Ende Naht).

Der Testbogen umfasste 5 Seiten und hatte keinerlei Zeilen oder Spiegelstriche und ähnliches, welches auf die Menge der zu erreichenden Punkte hinweisen konnte. Außer der schriftlichen Vorgabe, dass die Handlungsschritte in die drei Hauptbestandteile der Tätigkeiten untergliedert werden sollen, durften von der aufsichtführenden Person keine weiteren Hinweise erfolgen.

Im Vorfeld wurde zu den Tests ein Erwartungshorizont (siehe Anhang E und G) zu den Wissensabfragen erstellt. Es konnten im Bereich der Strumektomie 66 Punkte und zum Bereich Cholezystektomie 79 Punkte erreicht werden.

3.3 Planung und Durchführung der Unterrichte

Beiden Sozialformen wurden zur besseren Vergleichbarkeit ein Zeitfenster von 20 Minuten eingeräumt.

Der Frontalunterricht wurde mit Artikulationsschema vorbereitet und das zu erwartende Wissen mit Erfahrung der Praxisanleiterin der allgemeinchirurgischen Abteilung abgeglichen. Die Erarbeitung eines Frontalunterrichtes soll nicht Gegenstand dieser Arbeit sein. Zur Ergebnissicherung wurden die aus dem Unterrichtsgespräch entwickelten Inhalte an einer Flipchart zusammengefasst. Das bedeutet, es wurden in dieser Unterrichtsform in der Betrachtung nach Kolb in Hauptsache die Gruppen der „Assimilierer" und „Konvergierer" angesprochen. Die „Akkomodierer" und „Divergierer" wurden nur peripher tangiert (Kapitel 2.1.2). Auf eine PowerPoint Präsentation wurde hier bewusst verzichtet, um auf das Unterrichtsgespräch fokussiert zu bleiben.

Die Vorbereitung des Unterrichtes mittels Virtueller Realität war deutlich komplexer. Der Inhalt wurde anlog zum Frontalunterricht erstellt. Auch hier wurde das zu erwartende

Ergebnis mit der Praxisanleiterin besprochen. Allerdings war die Errichtung einer Virtuellen Realität die zu erwartende Schwierigkeit. Es konnte nicht auf Erfahrungswerte zurückgegriffen werden.

Hierzu wurde die Firma Maindreieck.eCom zu Rate gezogen. Diese war bereits an anderer Stelle mit der Erstellung von Virtuellen Realitäten und 3D 360 Grad Erlebnissen beschäftigt. Der Autor konnte Herrn Dietzel von der Firma Maindreick.eCom zur Erstellung des in der Studie benötigten Erlebnisses gewinnen. Nach Rücksprache mit Herrn Professor Germer, Ordinarius der Allgemeinchirurgischen Klinik des Universitätsklinikums Würzburg, konnte ein Termin angesetzt werden, an dem mittels einer 3D 360 Grad Kamera (Insta360 PRO 2), das Geschehen um eine laparoskopische Cholezystektomie filmisch eingefangen werden konnte. Das hier gewonnene Datenmaterial betrug circa ein Terrabyte bei einer Stunde Aufnahmezeit. Diese großen Datenmengen wurden im Verlauf des Schnittes und der Produktion auf circa 15 Minuten gekürzt, um die Gefahr der Cyber- beziehungsweise VR Sickness zu umgehen. Die gerenderte und gestichte Version hatte nach allen Bearbeitungsschritten noch ein Datenvolumen von 15 GB und ist damit zu allen handelsüblichen „Standalone" VR Brillen kompatibel. In der herausgearbeiteten Sequenz sind alle Punkte aus dem Lösungshorizont zu erkennen und zu beobachten.

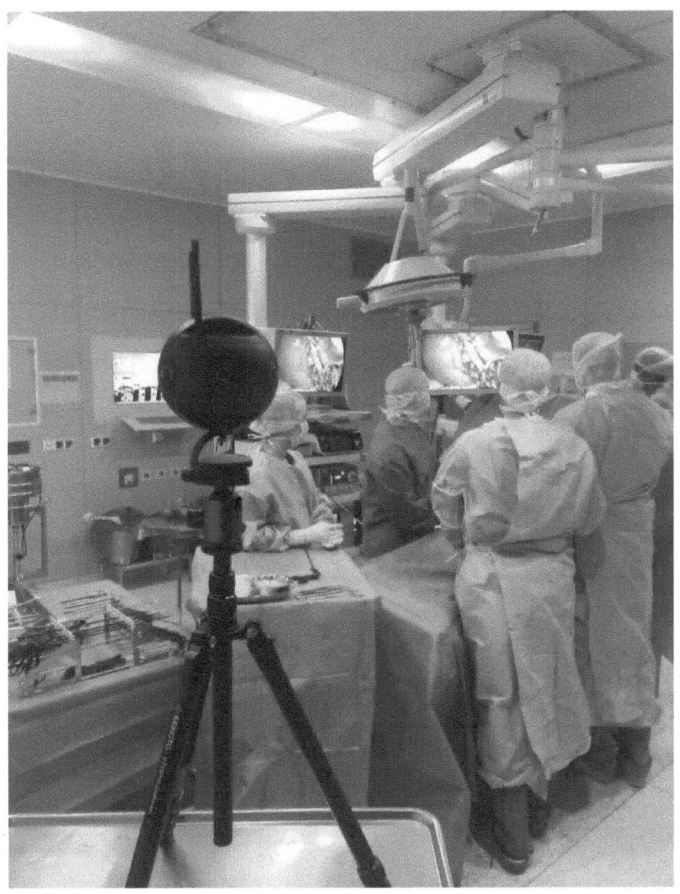

Abbildung 7 Dreharbeiten, im Vordergrund die Kamera Insta360 PRO 2

Um die Auszubildenden in die virtuelle Realität zu entführen, wurden in der Schule für Operationstechnische Assistent ein Klassensatz (25 Stück) VR Brillen vom Typ Oculus Go angeschafft. Diese zeichnen sich durch eine einfache

Handhabung und verhältnismäßig günstige Anschaffungskosten aus. Ein weiteres wichtiges Merkmal dieses Brillensystems ist, dass sie „Standalone" funktionieren. Das bedeutet, alle zum VR Betrieb nötigen Bausteine, inklusive des Computersystems und dem Speichermedium, sind in der Brille integriert. Die unterrichtende Lehrkraft trägt während der Durchführung des Unterrichtes eine Brille des Typus Oculus Quest, ebenfalls ein Standalone Gerät. Aufgrund der Möglichkeit, dass die Lehrkraft während des Unterrichtes durch die integrierte Guardian Funktion sich frei im Klassenraum bewegen und über die im Gehäuse der Brille eingelassenen Kameras die Gruppe der Lernenden beobachten kann, wurde diese ausgewählt.

In der Durchführung dieser Unterrichtsform ist vieles wieder analog zu einem Frontalunterricht angelegt. in dieser Sozialform, wenn auch eingeschränkt, findet ebenfalls ein Unterrichtsgespräch statt, welches sich allerdings auf das Kommentieren der gesehenen Sequenzen durch die Lehrkraft beschränkt. Es sollen alle Lerntypen nach Kolb, die „Divergierer", „Assimilierer", „Konvergierer" und in die „Akkomodierer" angesprochen werden siehe Erklärungen in Kapitel 2.1.2.

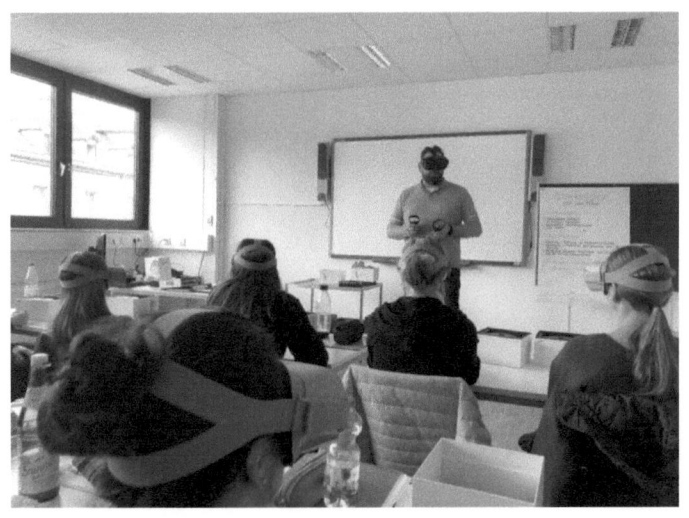

Abbildung 8 Unterricht in der Virtuellen Realität 1

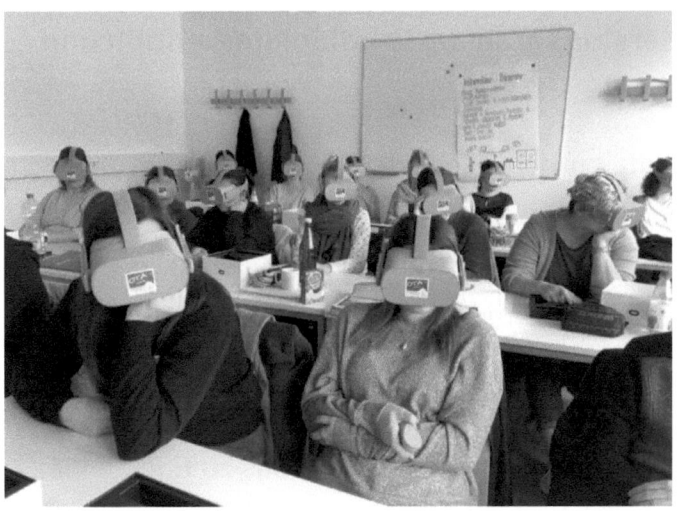

Abbildung 9 Unterricht in der Virtuellen Realität 2 / Gruppe 1

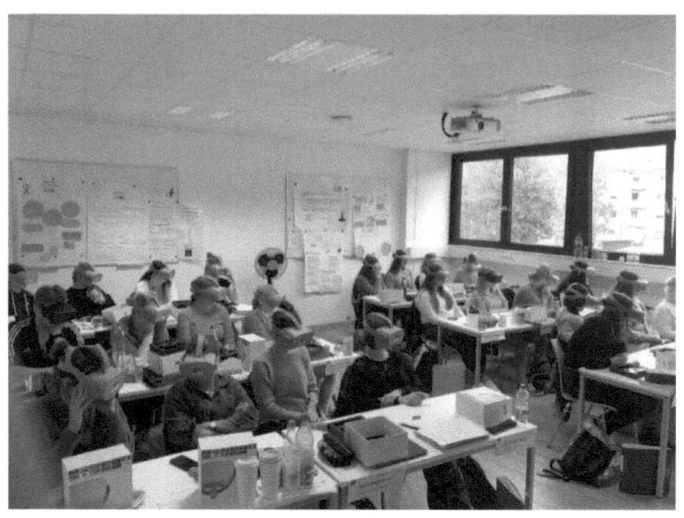

Abbildung 10 Unterricht in der Virtuellen Realität 3 / Gruppe 2

3.4 Immersionsgrad der Studienintervention und Kosten

Im Gegensatz zu den durch die Virtuelle Realität unterstützten, hoch immersiven Simulationen, wie sie beispielsweise im Berner Bildungszentrum Pflege genutzt werden, wurde in dieser Unterrichtskonzeption bewusst auf eine hochgradige Immersion verzichtet. Die hochgradige Simulation bedeutet zwar ein tieferes „Eintauchen" des Auszubildenden innerhalb des Erlebnisses in das zu Erlernende, aber auch zugleich, dass der restliche Klassenverband in die Rolle des „Beobachters" gezwungen wird. Dies wurde durch die Einbindung der kompletten Klasse bewusst vermieden, da jeder Teilnehmer zeitgleich dasselbe Erlebnis haben sollte. Dies ist aus Sicht des Autors wichtig, denn es

soll eine Vergleichbarkeit zu einem Frontalunterricht gegeben sein, aber auch die von Jenewein und Hundt beschriebene potentielle Überforderung vermeiden (2009, S. 7/8).

Es muss aber auch neben der sozialen Komponente der
wirtschaftliche Faktor Erwähnung finden. Eine Simulation
aufzubauen und zu programmieren verschlingt je nach Im-
mersions- grad einen mittleren bis hohen fünfstelligen
Geldbetrag. Dieses Erlebnis ist, wie eben beschrieben, nur
für Einzelpersonen beziehungsweise kleine Gruppen zugänglich. Durch eventuelle Bewegungen der Teilnehmer
im Raum sind auf Grund der Unfallgefahr auch mehrere
Beobachter nötig, um die in der Simulation gefangenen
Lernenden zu schützen. Auch lässt die Simulation auf
Grund der komplexen Programmierung kein schnelles
Wechseln der Erlebnisse zu. Als weiterer Nachteil ist hier
die Anbindung an einen leistungsfähigen Rechner zu sehen, was den Bewegungsspielraum des Teilnehmers deutlich einschränkt aber auch die Transportabilität des Sys-
tems.

Der Weg, der innerhalb dieser Studie beschritten wurde,
bietet die Möglichkeit des VR Erlebens innerhalb eines 360
Grad 3D Videos. Dies birgt zum einen die Möglichkeit, das
Video über Standalone VR Brillen zu betrachten, welche
einen wesentlich geringeren Anschaffungspreis (ca. 250€)
aufweisen. Somit eröffnet sich einer größeren Gruppe von

Ausbildungsstätten und Schulen die Möglichkeit der Nachahmung. Aber auch die Produktionskosten der Filme sind deutlich günstiger, in einem niedrigen vierstelligen Bereich, so dass die Erstanschaffung für den ersten VR- Unterricht im mittleren vierstelligen Bereich liegt. Der hierfür produzierte Film ist im Nachgang beliebig oft im Unterricht einsetzbar, auch mit anderen Fragestellungen, was in einer programmierten Simulation nicht unbedingt leistbar ist. Die Betreuung des Erlebnisses durch das Lehrpersonal ist einfach. Zum einen sind die Brillen intuitiv bedienbar, zum andern muss der benötigte Film nur per „Drag and Drop" auf die Brillen aufgespielt werden, so dass hier keine eigene IT- Schulung von Nöten ist. Der Dozent kann sich ausschließlich auf das Unterrichtsgeschehen konzentrieren. Der Faktor der flexiblen Einsetzbarkeit ist auch darin begründet, dass es an jedem Ort genutzt werden kann, unabhängig vom Stromnetz, da die Standalone VR Brillen per Akku betrieben werden. Diese Akkuleistung ist ausreichend für circa 2 Stunden Dauerbetrieb, was sich allerdings auf Grund der zuvor beschriebenen Risiken nicht empfiehlt.

Aufgrund der eben beschriebenen Fakten ist diese Sozialform einfach in anderen Ausbildungs- bzw. Schulformen einsetzbar.

Durch den Faktor, dass das VR Erleben innerhalb eines 360 Grad 3D Videos eingebettet ist und die Möglichkeit der Interaktion durch die Teilnehmer limitiert ist, ist die Interventionsform als teilimmersiv zu betrachten, mit dem entsprechend reduzierten Risikofaktor der VR Sickness.

3.5 Betrachtung der Probandengruppen

Die Probanden wurden auf Grund der kalendarischen Parallelität der Unterrichtsblöcke ausgewählt. Die Teilnahme war freiwillig und konnte jederzeit im Studienverlauf abgebrochen werden.

Die Betrachtung der Probanden/Gruppen wird anhand der soziodemographischen Daten, welche im Rahmen der Studie erhoben wurden, durchgeführt. Die Datenerhebung zu Beginn der Studie wurde in drei Themenkomplexe unterteilt. Im allgemeinen Teil wurden neben den persönlichen Eckdaten (Alter/Geschlecht) auch der Ausbildungsstand der allgemeinen und beruflichen Vorbildung abgefragt, außerdem auch, ob die Probanden bereits Kontakt zur virtuellen Realität hatten. Die Fragen waren zum Teil offen formuliert, aber auch mit ja/nein Antwortoptionen versehen, siehe Anhang C. Die Auswertung erfolgt in tabellarischer Form unter der Betrachtung der Probandengruppen und als zusammengeführtes Teilnehmerfeld.

Tabelle 2 Soziodemographische Daten: allgemein

Fragestellung	Gruppe 1	Gruppe 2	Gesamt
Anzahl der Probanden	20	24	44
1.2 Sie sind: (Geschlecht)	20 x weiblich	23 x weiblich; 1x männlich	43 x weiblich; 1 x männlich
1.3 Ausbildungsjahr	20 x 2. Ausbildungsjahr	24 x 1. Ausbildungsjahr	20 x 2. Ausbildungsjahr; 24 x 1. Ausbildungsjahr
1.4 Medizinische Vorbildung	8 x ja, 12 x nein	14 x ja; 10 x nein	21 x ja; 23 x nein
Welche	1 x MFA; 5 x ZFA; 1 x FSJ OP 1 x MTA (1Jahr)	9 x MFA; 2 X ZFA; 1 x FSJ OP; 1 x OP Praktikum (9 Monate)	10 x MFA; 7 x ZFA; 2 x FSJ OP; 1 x MTA (1Jahr); 1 x OP Praktikum (9 Monate)
1.5 Höchster erreichter Schulabschluss	10 x Abitur/FOS; 9 x Mittlere Reife; 1 x Qualifizierender Mittelschulabschluss	7 x Abitur/FOS; 16 x Mittlere Reife; 1 x Qualifizierender Mittelschulabschluss	17 x Abitur/FOS; 25 x Mittlere Reife; 2 x Qualifizierender Mittelschulabschluss
1.6 Alter	21,79	21	21,35

(Durchschnitt)			
1.7 OP Einsatz in der Viszeralchirurgie bereits erfolgt	10 x ja 10 x nein	0 x ja, 24 x nein	10 x ja; 34 x nein
1.8 Ich hatte bereits Kontakt zur Virtuellen Realität	3 x ja; 17 x nein	7 x ja; 17 x nein	10 x ja; 34 x nein
1.9 Ich habe bereits in der Virtuellen Realität gespielt	3 x ja; 17 x nein	5 x ja; 19 x nein	8 x ja; 36 x nein
1.10 Ich habe bereits Filme in der Virtuellen Realität gesehen	2 x ja; 18 x nein	4 x ja; 20 x nein	6 x ja; 38 x nein

Die Auswertung der Tabelle 2 „soziodemographische Daten" hat ergeben, dass die Gruppe von insgesamt 44 Probanden sowohl in der Altersstruktur als auch in der beruflichen Vorerfahrung in einem sehr homogenen Bild erscheint. Einzig die Tatsache, dass Gruppe 1 (20 Probanden) sich im 2.Ausbildungsjahr befindet, die Gruppe 2 (24 Probanden) dagegen im 1.Ausbildungsjahr, wird voraussichtlich in der Auswertung der Lernergebnisse eine Rolle spielen. Aufgrund der Altersstruktur der gesamten Probandengruppe kann davon ausgegangen werden, dass sie der Generation der „Digital Natives" angehören. Als „Digital Natives" darf die Generation beschrieben werden, wenn sie unter der Art und Weise ihrer Informationsverarbeitung betrachtet wird. „In diesem Begriff kommt nämlich das prägendste Element der Lebenswelt junger Menschen zum

Ausdruck: der Einfluss neuer Kommunikationstechnologien auf Kommunikationsstil, Selbstinszenierung und soziales Leben." (Appel, 2013, S. 6) In der Beobachtung der Generation tritt häufig zutage, dass diese unvoreingenommen nach dem „Trial and Error" Prinzip ausprobiert (Appel, 2013, S. 6). Beide Faktoren dieser Generation sind als wichtig für die Hypothesen des Autors anzusehen. Durch die Affinität zu neuen Medien und der unbedarften Herangehensweise sind objektive Aussagen zu der veränderten Sozialform zu erwarten.

Ein Viertel der gesamten Probandengruppe war bereits in einem allgemeinchirurgischen OP eingesetzt und hatte hierüber die Möglichkeit, die Lernsituationen bereits in der Praxis zu erleben. Weniger als ein Viertel der Teilnehmer hatte bisher die Möglichkeit, die Virtuelle Realität, egal in welcher Form, zu nutzen.

Innerhalb des ersten Fragebogens wurden zu den in der ersten Tabelle gestellten Fragen weitere Fragen zur Selbsteinschätzung der Mediennutzung anhand einer 5 teiligen Liekertskala abgefragt. Es gilt zu beachten, dass „ich stimme überhaupt nicht zu" mit 1 zu bewerten war und mittels einer 5 „ich stimme voll zu" angeben werden konnten. Diese Art der Abfrage wurde gewählt, da sie den Auszubildenden bereits aus der Evaluation in Theorie und Praxis bekannt ist. Es wurde die Möglichkeit angeboten, dass in

vollen numerischen Zwischenschritten die jeweilige Einschätzung durch den Probanden abgestuft werden kann.
Die Durchschnittswerte wurden auf zwei Nachkommastel-
len gerundet, in der statistischen Bewertung wurde nicht
gerundet.

Tabelle 3 Soziodemographische Daten: Mediennutzung

Fragestellung	Gruppe 1	Gruppe 2	Ge-samt
1.11 Ich bin ein technikbe-geisterter Mensch	3,45	3,17	3,30
1.12 Ich kann Smartpho-nes und Tablets gut be-dienen	4,45	4,48	4,47
1.13 Ich lese gerne digital (E-Books, Texte im Dis-play)	2,8	2,09	2,42
1.14 Soziale Netzwerke (z.B. Facebook, Instagram und Snapchat) spielen für mich eine wichtige Rolle	3,9	3,22	3,53
1.15 Ich schaue mir gerne Filme an (z.B. Kino, TV, YouTube)	4,65	4,30	4,47
1.16 Ich verwende Com-puter/Tablets/Smartpho-nes in vielen Bereichen meines Alltags	4,25	4,17	4,21
1.17 Ich sehe mir lieber Videos an, als Texte zu le-sen	3,8	3,57	3,67
1.18 Ich kann mir Inhalte durch Videos leichter mer-ken als durch geschrie-bene Texte	3,8	3,52	3,65

1.19 Ich komme in der „Virtuellen Realität" gut klar	2	2,1	2,33
1.20 Der Umgang mit unbekannten digitalen Medien fällt mir leicht	3,5	3,22	3,35

In der Tabelle 3 kann ebenfalls die Homogenität innerhalb der Gruppe hervorgehoben werden und somit auch hier die Ergebnisse der gesamten Gruppe in den Fokus gerückt werden. Nur im Umgang mit den sozialen Netzwerken ist eine Mittelwertdifferenz von über 0,5 Punkten abzulesen. Die Fragen 1.13 und 1.19 wurden eher verneinend bewertet. Die Fragen 1.12, 1.15 und 1.16 fanden die größte Zustimmung (vgl. Tabelle 3). Hieraus lässt sich ableiten, dass die Probanden sich gut mit mobilen digitalen Endgeräten auskennen und diese im Alltag nutzen. Auch eine Affinität zu Filmen ist abzulesen. Dieser Abfragepunkt ist gerade auf das geplante 360 Grad 3D-Video-Erleben in der Virtuellen Realität als wichtiger Punkt zu werten.

In der Tabelle 4 wird um eine Selbsteinschätzung bezüglich der Effektivität des eignen Lernens gebeten. Auch hier wurde der Fragebogen nach dem bereits beschriebenen Schema erstellt.

Tabelle 4 Soziodemographische Daten: Effektivität des eignen Lernens

Fragestellung	Gruppe 1	Gruppe 2	Ge-samt
1.21 In Lerngruppen, wenn ich Themen anderen erklären und mit ihnen dar-über diskutieren kann	3,45	2,83	3,2
1.22 Durch Aufschreiben (z.B. Mitschriften und eigene Zusammenfassung).	4,15	4,26	4,21
1.23 Wenn ich mein eigenes Tempo bestimmen kann.	4,4	4,04	4,21
1.24 Durch Zuhören (z.B. Vorlesung, Podcasts)	2,9	2,96	2,93
1.25 Durch visuelle Veranschaulichung (z.B. Abbildungen, Grafiken und Tabellen)	4,25	3,61	3,91
1.26 Durch bewegte Bilder (z.B. Clips, Videos)	3,95	3,61	3,77

Die Probanden weisen in dieser Fragestellung nicht dieselbe Homogenität wie in der vorangegangenen Betrachtung auf. Diese Unterschiede haben in allen Fragen allerdings nur eine Differenz von circa 0,5 Punkten. Es fällt auf, dass die gesamte Gruppe tendenziell eine geminderte Effizienz des auditiven Lernens beschreibt. Aus der Auswertung geht hervor, dass die Auszubildenden im Bereich der Lerneffizienz bevorzugt ihr eigenes Lerntempo bestimmen. Zu dem benutzen sie auch selbsterstellte Mitschriften.

Aus dem bisherigen wissenschaftlichen Kenntnisstand bezüglich des Umgangs mit VR Lernsystem fällt auf, dass die demographischen Fakten wie Alter, Geschlecht oder berufliche Vorbildung in einem direkten Zusammenhang mit dem subjektiven Erleben stehen (Jenewein & Hundt, 2009, S. 14). Aus diesem Grund wurde die oben beschriebene Vielfalt der Daten erhoben, um entsprechende Rückschlüsse im Verhältnis zum Lernergebnis ziehen zu können. Die innerhalb der Analyse beschriebenen, herauszuhebenden Daten werden entsprechend in die Auswertung der Studie einfließen.

Im Rahmen der Studie waren drei Probanden zu verschiedenen Messzeitpunkten auf Grund einer Erkrankung nicht anwesend. Auch dieser Umstand wurde sowohl deskriptiv-statistischen als auch interferenzstatistisch berücksichtigt.

4. Auswertung der Studie

Es ist darauf zu achten, dass die Fragen nach dem Lernergebnis und der Motivation im deskriptivstatistischen Bereich geklärt werden sollen. Der interferenzstatistische Bereich der Auswertung soll der Prüfung der Signifikanz der zuvor gewonnenen Erkenntnisse dienen.

4.1 Deskriptivstatistische Auswertung

In der Auswertung der Studie wurden zunächst die aus den Post- Test- Fragebogen hervorgehenden Selbsteinschätzungen der Probanden betrachtet. Die Selbsteinschätzung fand im direkten Anschluss an die Intervention, noch vor der Lernergebnismessung statt. Die Fragen waren nach beiden Interventionsformen gleichlautend und die Probanden hatten die Möglichkeit, nach dem analogen Prinzip aus der soziodemographischen Abfrage mittels einer Liekertskala ihre Einschätzung festzuhalten. Auch hier gilt es zu beachten, dass „ich stimme überhaupt nicht zu" mit „1" zu bewerten war und mittels einer „5" „ich stimme voll zu" angeben werden konnte (Anhang D und F). Der Mittelwert der „3" stellt innerhalb der Skala die Möglichkeit einer eingeschränkten Zustimmung dar, die beiden anderen möglichen Werte, „2" keine Zustimmung und „4" stimme zu.

Die Fragen lauteten:

- Der Unterricht fördert mein Interesse am Themengebiet (1.1)

- Die Möglichkeiten der Mitgestaltung und Diskussion waren gegeben (1.2)

- Der Unterricht verdeutlicht die Verwendbarkeit und den Nutzen des behandelten Stoffes in der Praxis (1.3)

- Die Art, wie der Unterricht gestaltet ist, trägt zum Verständnis des Stoffes bei (1.4)

- Die Unterrichtsmethode fördert mein Interesse am Themengebiet (1.5)

- Die Unterrichtsmethode erleichtert es mir, das Vermittelte zu verstehen (1.6)

- Die Unterrichtsmethode erleichtert es mir, das Vermittelte zu erlernen (1.7)

Zusätzlich wurde im Post- Test Virtuelle Realität die Frage gestellt:

- Es ist mir leichtgefallen, mich in der virtuellen Realität zu orientieren (1.8)

Die Einschätzungen der Probanden wurden hier als Mittelwerte der einzelnen Gruppen und im weiteren Verlauf das Gesamtergebnis der Mittelwerte beider Gruppen in der Betrachtung Virtuelle Realität versus Frontalunterricht dargestellt. Die Fragen 1.1, 1.4 bis 1.7 wurden als Indikator für den motivationalen Faktor durch die Intervention angesehen.

4.1.1 Selbsteinschätzung Post- Test Frontalunterricht

Bei den ermittelten Ergebnissen, siehe Tabelle 5, ist vor allem der Faktor, dass eine Mitgestaltung beziehungsweise eine Diskussion im Format des Frontalunterrichtes gegeben war, hervorzuheben. Auch fand die Frage 1.3 volle Zustimmung. Die weiteren Fragen fanden aus Sicht der Probanden eine eingeschränkte Zustimmung. Aus den Mittelwerten der Fragen 1.5 bis 1.7 lässt sich nur eine eingeschränkte Motivation durch das Unterrichtsmedium, den Lehrinhalt zu verstehen und zu lernen, herauslesen. Wie im soziodemographischen Anteil der Arbeit konnte auch hier kein deutlicher Unterschied zwischen den Probandengruppen herausgefiltert werden.

Tabelle 5 Ergebnis Selbsteinschätzung Post Test Frontalunterricht

Bitte schätzen Sie sich ein. (Liekertskala) stimme überhaupt nicht zu = 1; stimme voll zu = 5	Gruppe 1	Gruppe 2	Ge- samt
1.1 Der Unterricht fördert mein Interesse am Themengebiet	3,75	3,92	3,84
1.2 Die Möglichkeiten der Mitgestaltung und Diskussion waren gegeben	4,9	4,42	4,64
1.3 Der Unterricht verdeutlicht die Verwendbarkeit und den Nutzen des behandelten Stoffes in der Praxis	4,35	3,96	4,14
1.4 Die Art, wie der Unterricht gestaltet ist, trägt zum Verständnis des Stoffes bei.	4,1	3,88	3,98
1.5 Die Unterrichtsmethode fördert mein Interesse am Themengebiet	3,25	3,67	3,48
1.6 Die Unterrichtsmethode erleichtert es mir das Vermittelte zu verstehen	3,35	3,63	3,5
1.7 Die Unterrichtsmethode erleichtert es mir das Vermittelte zu lernen	3,25	3,79	3,55

Einen weiteren Aufschluss bezüglich der Messergebnisse wird die Auswertung der Selbsteinschätzung Post- Test Virtuelle Realität geben.

4.1.2 Selbsteinschätzung Post Test Virtuelle Realität

In Rahmen Selbsteinschätzung nach der Intervention Virtuelle Realität (Tabelle 6) fanden die Fragen eine deutliche Zustimmung. Es ist durchgehend zu beobachten, dass alle Fragen, bis auf die Frage 1.2 „Möglichkeiten der Mitgestaltung und Diskussion" nahe an der vollen Zustimmung liegen. Die Möglichkeit der Mitgestaltung wurde auf Grund der Datenanalyse als niedrig eingestuft. Auch in den Fragen (1.1; 1.4 bis 1.7), welche wie beschrieben unter dem Aspekt der Motivation durch die Unterrichtsform betrachten werden sollen, kann eine Zustimmung abgelesen werden. Durch die Bewertung der Probanden wird deutlich, dass die Sozialform Virtuelle Realität ein leichter nutzbares Verständnis erzeugt und der Lerneffekt verstärkt wird. Der ergänzenden Frage nach der leichten Orientierung innerhalb der Virtuellen Realität wurde ebenfalls deutlich zugestimmt. Somit ist kein Nachteil durch das Medium für die Teilnehmer innerhalb der Unterrichtsform „Virtuelle Realität" abzuleiten. Ebenfalls sind auf Grund der Datenanalyse keine eklatanten Unterschiede zwischen beiden Gruppen zu erkennen.

71

Tabelle 6 Ergebnis Selbsteinschätzung Post Test VR

Bitte schätzen Sie sich ein. (Liekertskala) Stimme überhaupt nicht zu = 1; Stimme voll zu = 5	Gruppe 1	Gruppe 2	Gesamt
1.1 Der Unterricht fördert mein Interesse am Themengebiet	4,75	4,92	4,84
1.2 Die Möglichkeiten der Mitgestaltung und Diskussion waren gegeben	2,95	3,33	3,16
1.3 Der Unterricht verdeutlicht die Verwendbarkeit und den Nutzen des behandelten Stoffes in der Praxis	4,95	4,58	4,75
1.4 Die Art, wie der Unterricht gestaltet ist, trägt zum Verständnis des Stoffes bei.	4,85	4,71	4,77
1.5 Die Unterrichtsmethode fördert mein Interesse am Themengebiet	4,8	4,67	4,73
1.6 Die Unterrichtsmethode erleichtert es mir das Vermittelte zu verstehen	4,9	4,54	4,70
1.7 Die Unterrichtsmethode erleichtert es mir das Vermittelte zu lernen	4,6	4,08	4,32
1.8 Es ist mir leichtgefallen, mich in der virtuellen Realität zu orientieren	4,35	4,46	4,40

4.1.3 Vergleich Interventionen mittels der Selbsteinschätzungsbögen

Die Gesamtergebnisse aus den Tabellen 5 und 6 werden hierfür in eine gemeinsame Tabelle (7) überführt. In dieser wird die Abweichung des Mittelwertes berechnet und zur Veranschaulichung in Prozent dargestellt.

Tabelle 7 Vergleich Gesamtergebnis Selbsteinschätzung Post Test

stimme überhaupt nicht zu = 1; stimme voll zu = 5	Mittelwert Gesamt Frontalunterricht	Mittelwert Gesamt Virtuelle Realität	Abweichung des Mittelwertes	Abweichung in Prozent
1.1 Der Unterricht fördert mein Interesse am Themengebiet	3,84	4,84	1	20%
1.2 Die Möglichkeiten der Mitgestaltung und Diskussion waren gegeben	4,64	3,16	-1,48	-29,50%
1.3 Der Unterricht verdeutlicht die Verwendbarkeit und den Nutzen des behandelten Stoffes in der Praxis	4,14	4,75	0,61	12,30%

1.4 Die Art, wie der Unterricht gestaltet ist, trägt zum Verständnis des Stoffes bei.	3,98	4,77	0,80	15,90%
1.5 Die Unterrichtsmethode fördert mein Interesse am Themengebiet	3,48	4,73	1,25	25%
1.6 Die Unterrichtsmethode erleichtert es mir das Vermittelte zu verstehen	3,5	4,70	1,20	24,10%
1.7 Die Unterrichtsmethode erleichtert es mir das Vermittelte zu lernen	3,55	4,32	0,77	15,50%

Die Ergebnisse der Tabelle 7 zeigen, dass das Interesse am Themengebiet durch die Lernform Virtuelle Realität um 25 Prozent gesteigert werden konnte. Außerdem ist die Zustimmung zu den Fragen 1.1; 1.3; 1.4; 1.6 und 1.7 deutlich gestiegen und so konnte eine erhöhte Lernbereitschaft nachgewiesen werden. Diese Fragen sollten, wie bereits beschrieben, auch als motivationale Faktoren Betrachtung finden. Aus diesem Grund kann der Autor die Aussage treffen, dass die Virtuelle Realität die Lernmotivation der Auszubildenden fördern kann.

Zur Veranschaulichung der Aussagen wurden die Mittelwerte der einzelnen Selbsteinschätzungen in eine Grafik überführt. Hier ist der Einbruch bei Intervention „Virtuelle Realität" in der bei Frage 1.2 klar abzulesen. Aber auch das durchweg bessere Abschneiden der Virtuellen Realität im Verhältnis zum Frontalunterricht ist hierdurch verdeutlicht.

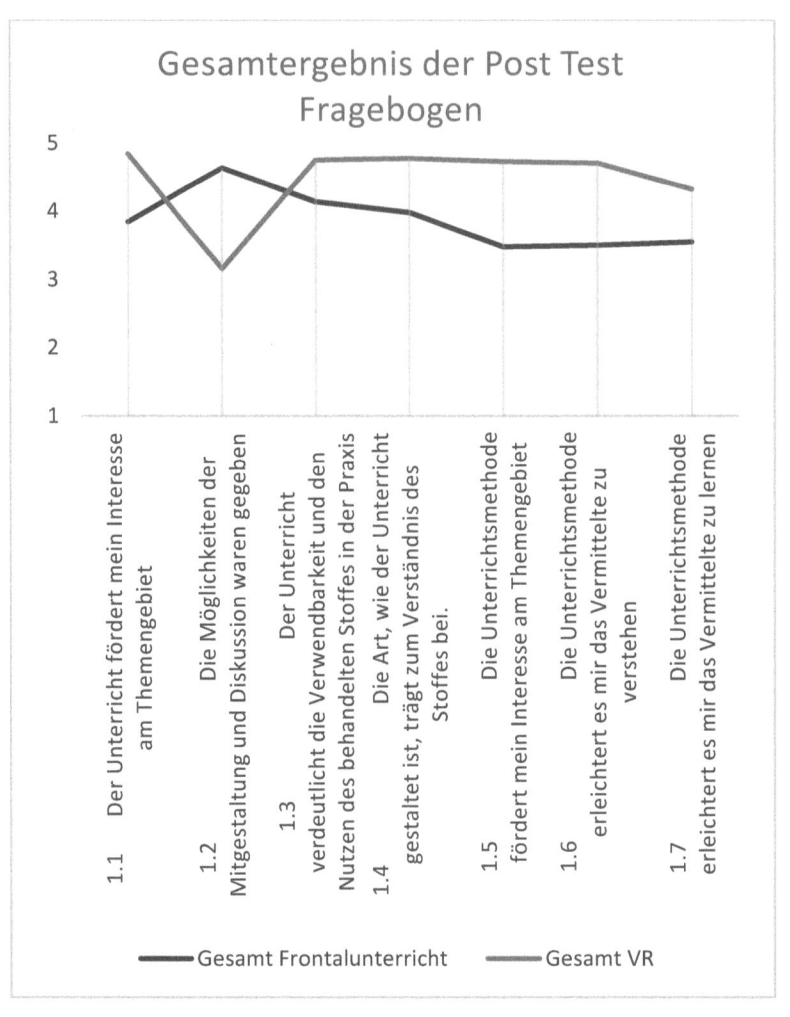

Abbildung 11 Gesamtergebnis der Post Test Fragebogen

4.1.4 Lernergebnis Frontalunterricht

Zur Betrachtung der Lernergebnisse ist zum besseren Verständnis zu beachten, dass der Auswertung der Lernergebnisse die durchschnittlich erreichte Prozentzahl zu Grunde gelegt wird. Diese resultiert aus der erreichten Punktzahl aus den schriftlichen Tests im Verhältnis zu den maximal zu erreichenden Punkten, welche aus dem Erwartungshorizont hervorgehen. Die Punktzahlen wurden einzeln erhoben und in die erreichte Prozentzahl umgewandelt. Erst dann wurde der Mittelwert innerhalb der Gruppe ermittelt. Auf diesem Weg konnte sichergestellt werden, dass auch eine Betrachtung der Veränderung, bedingt durch Vorerfahrung, evaluiert werden konnte.

In der Betrachtung der Ergebnisse der ersten Interventionsform „Frontalunterricht" ist anhand der statistisch erhobenen Mittelwerte zu erkennen, dass die Gruppe 2 im Test T0 ein erwartungsgemäß geringeres Vorwissen zum Lernthema aufweist. Dies war allerdings nach der Intervention im Intermediate Test T1 bereits egalisiert. Nach dem Retentionszeitraum ist dieser Wert deutlicher abgefallen als in der Vergleichsgruppe 1 mit entsprechender Vorerfahrung.

Tabelle 8 Lernergebnisse Frontalunterricht in Prozent

(erreichter Prozentualer Anteil der Max. Punktzahl)	Gruppe 1	Gruppe 2	Gesamt
T 0 Frontalunterricht	35,39	25,21	29,83
T 1 Frontalunterricht	57,73	61,43	59,75
T 2 Frontalunterricht	55,66	52,33	54,01

Auf Grund der Betrachtung der in Tabelle 7 dargestellten Ergebnisse ist abzulesen, dass durch die Intervention Frontalunterricht das Ergebnis um 30 Prozentpunkte gestiegen und nach dem Retentionsfenster von 7 Tagen wieder um 5 Prozentpunkte gefallen ist.

Die Vorerfahrung der Probanden spielt nach Auswertung der Daten nur eine untergeordnete Rolle. Die „Erfahrenen" haben, isoliert betrachtet, in T1 36,71%, in T2 60,96 % und in T3 54,56% erreicht. Diese ist im Verhältnis nicht als signifikant zu betrachten, da die Probanden mit Vorerfahrung nur ¼ der gesamten Gruppe ausmacht und die Streuung innerhalb der Werte der Probanden ohne Vorerfahrung vergleichbar ist. Die Abbildung 12 dient der Veranschaulichung der Lernergebnisse durch die Sozialform Frontalunterricht. Als Datengrundlagen wurde Tabelle 7 verwendet.

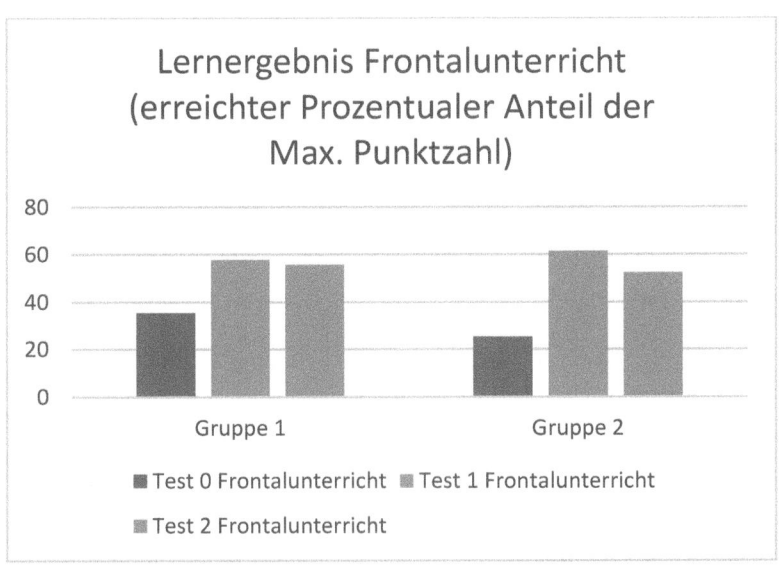

Abbildung 12 Lernergebnis Frontalunterricht

4.1.5   Lernergebnis Virtuelle Realität

Aus Tabelle 9 sind Lernergebnisse durch die Virtuelle Realität abzulesen. Es ist zu beobachten, dass die Gruppe 2 durch die Vorerfahrung aus der ersten Intervention partizipieren konnte und der T0 Wert um 15 Prozentpunkte angestiegen ist

Tabelle 9 Lernergebnisse Virtuelle Realität in Prozent

(erreichter Prozentualer Anteil der Max. Punktzahl)	Gruppe 1	Gruppe 2	Gesamt
T 0 Virtuelle Realität	46,51	40,6	43,29
T 1 Virtuelle Realität	47,91	39,70	43,43
T 2 Virtuelle Realität	53,53	47,42	50,20

Weiterhin zeigt die Tabelle auf, dass der Lernzuwachs im Intermediate Test T1 nach der Virtuellen Realität nicht vorhanden war, aber nach 7 Tagen ein Wissenszuwachs von nahezu 7 Prozentpunkten aufweist. Worauf dieses Ereignis zurück zu führen ist, wird in der abschließenden Diskussion geklärt.

Auch diese Ergebnisse sollen mittels der grafischen Darstellung (Abb. 13) verdeutlicht werden.

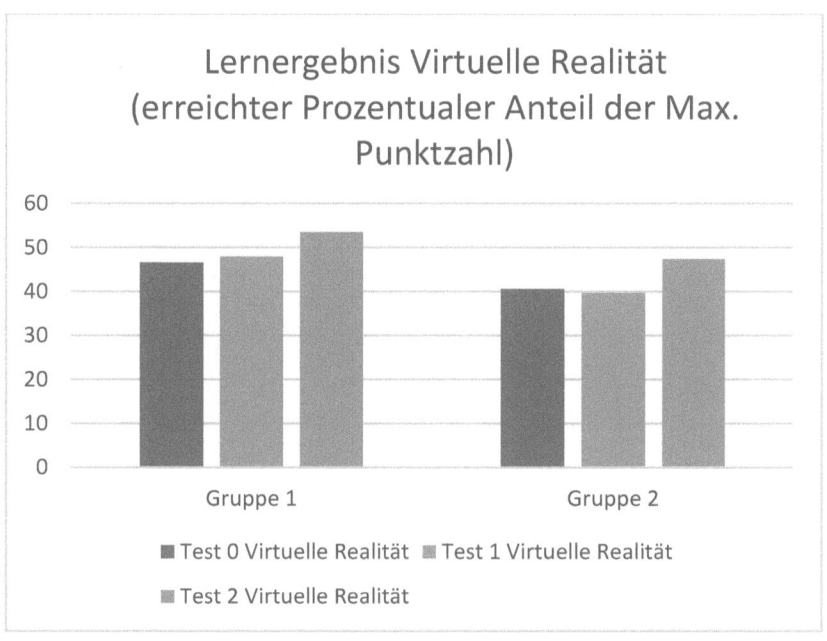

Abbildung 13 Lernergebnis Virtuelle Realität

4.1.6 Lernergebnis Gesamtbetrachtung

In der Gesamtbetrachtung zeigt sich, dass im Vergleich der beiden Interventionen der Frontalunterricht in T1 und T2 besser abschneidet, allerdings wird auch ein Abfallen der Leistung innerhalb des Retentionsfensters im Rahmen der Intervention Frontalunterricht deutlich. Wohingegen durch die Virtuelle Realität innerhalb der siebentägigen Retention ein Wissenszuwachs zu verzeichnen war.

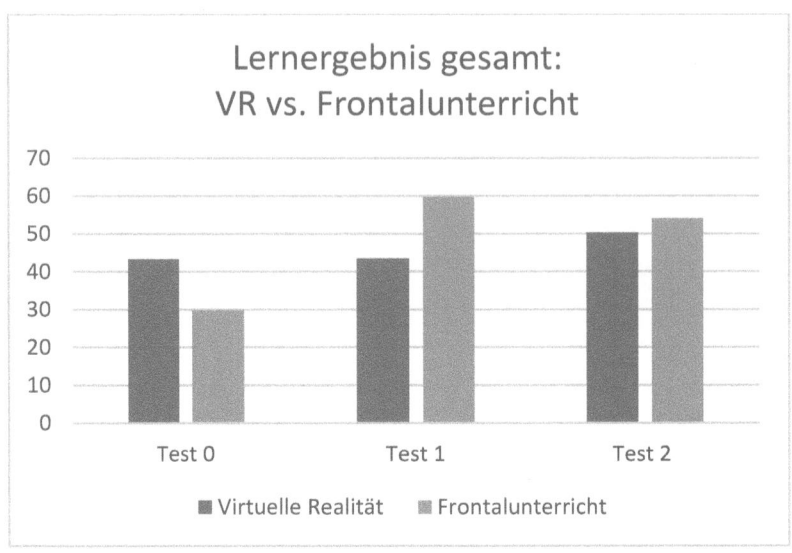

Abbildung 14 Lernergebnis gesamt: VR vs. Frontalunterricht

Die Begründung des Phänomens Wissenszuwachs in der Retentionsphase wird, wie bereits erwähnt, in der Ergebnisdiskussion erneut aufgegriffen und eine Lösung erarbeitet.

4.2 Interferenzstatistische Auswertung

Zur Interferenzstatistischen Auswertung der Daten wurde eine zweifaktorielle Varianzanalyse mit Messwiederholung (Two-Way ANOVA with Repeated Measures) zur Anwendung gebracht. Als die zwei Haupteinflussgrößen auf das Messergebnis wurden die Bedingungen innerhalb der Intervention und der Messzeitpunkt gewählt. Auch der Interaktionseffekt wurde berechnet. Die Co-Variable, welche aus der Vorerfahrung von 10 Probanden resultiert, konnte bereits innerhalb der deskriptivstatistischen Auswertung als nicht relevant beschrieben werden. Aus diesem Grund ist keine ANCOVA Berechnung nötig.

Die Daten aus der vorangegangenen Auswertung wurden hierfür in ein Statistikprogramm (SPSS) überführt und berechnet.

Die erste Berechnung bezüglich der Bedingungen innerhalb der Intervention (VR versus Frontalunterricht) ergibt folgendes Ergebnis:

Tabelle 10 SPSS Berechnung „Intervention"

```
Error: ID
                 Df Sum Sq Mean Sq F value Pr(>F)
condition         1   796    795.9   1.249  0.276
Residuals        22 14020   637.3
Error: ID:condition
                 Df Sum Sq Mean Sq F value Pr(>F)
condition         5 46249    9250   90.27  <2e-16 ***
Residuals       111 11374    102
---
Signif. codes:  0 '***' 0.001 '**' 0.01 '*' 0.05 '.' 0.1 ' ' 1
```

Aus diesem Messergebnis ergibt sich, dass die Bedingungen innerhalb der Intervention einen signifikanten Haupteffekt in der Auswertung darstellen. $F_{(5,111)} = 90{,}27$; $p < .001$

Der zweite Effekt, die Messzeitpunkte, wurden auch auf ihre Signifikanz geprüft. Die dazugehörigen Ergebnisse stellen sich wie folgt dar:

Tabelle 11 SPSS Berechnung „Messzeitpunkt"

Error: ID:measure					
	Df	Sum Sq	Mean Sq	F value	Pr(>F)
measure	5	287912	57582	528.512	<2e-16 ***
condition:measure	5	741	148	1.361	0.245
Residuals	110	11985	109		

Signif. codes: 0 '***' 0.001 '**' 0.01 '*' 0.05 '.' 0.1 ' ' 1					

Auch hier ist ein signifikanter Haupteffekt abzulesen $F_{(5,110)} = 528.512$; $p < .001$.

Mittels einer zweifaktoriellen Varianzanalyse mit Messwiederholung konnte gezeigt werden, dass sowohl die Bedingung (Virtuelle Realität oder Frontalunterricht) als auch der Messzeitpunkt einen Einfluss auf das Lernergebnis haben.

Der Interaktionseffekt wurde ebenfalls nach dem gleichbleibenden Schema in SPSS berechnet.

Tabelle 12 SPSS Berechnung Interaktionseffekt

Error: ID:condition:measure					
	Df	Sum Sq	Mean Sq	F value	Pr(>F)
condition:measure	**25**	**24998**	**999.9**	**32.41**	**<2e-16 *****
Residuals		555	17120	30.8	

Signif. codes: 0 '***' 0.001 '**' 0.01 '*' 0.05 '.' 0.1 ' ' 1					

Dieser ist auf Grund der Ergebnisse als signifikant zu betrachten.

Die Gesamtbetrachtung der Interfernenzstatistischen Auswertung zeigt, dass die im Deskriptivstatistischen herausgearbeiteten Werte nachhaltig bestätigt werden können und Signifikanz besitzen.

4.3 Diskussion der Ergebnisse

Im Rahmen der Diskussion wird der Autor die Ergebnisse der Studie mit den Hypothesen abgleichen und auf Grund der vorangegangenen Darstellung der bekannten Literatur die Ergebnisse verifizieren.

4.3.1 Besseres Lernergebnis durch die Virtuelle Realität im Unterricht

Die Studie zeigt, dass sowohl die Virtuelle Realität als auch der Frontalunterricht einen Lernzuwachs bewirken. Allerdings ist die Auswirkung zu den unterschiedlichen Messzeitpunkten verschieden (Interaktionseffekt). Während die virtuelle Realität ein nachhaltigeres Ergebnis erzielt, ist der Wissenszuwachs in T1 des Frontalunterrichtes deutlich höher. Wohingegen der T2 Wert bereits wieder abfällt und auf einen Wissensverlust schließen lässt. Die in der Studie erreichten Ergebnisse bestätigen die durch Cook et al. beschriebene Metaanalyse von 18 Studien. Im Rahmen der Metaanalyse kam Cook et al. zu dem Ergebnis, dass die Lernform Virtuelle Realität eine Effizienzsteigerung des Lernens bewirkt und einen gleichwertigen, beziehungsweise leicht überlegenen Effekt auf das Lernergebnis hat (Cook et al., 2010).

Somit sieht der Autor seine erste Hypothese, dass das Lernergebnis durch die Virtuelle Realität verbessert wird,

86

nicht nur durch die selbst durchgeführte Studie, sondern auch mittels der Beschreibung durch Cook et al. bestätigt.

Um den bemerkenswerten Retentionseffekt zwischen T1 und T2 nach der Intervention Virtuelle Realität besser nutzen zu können, sollte die Virtuelle Realität häufiger im Unterrichtsgeschehen eingesetzt werden. Denn das niedrige Ergebnis im T1 nach dem VR Unterricht, lässt darauf schließen, dass die Probanden mit der neuen Lernumgebung überfordert waren und sie den Fokus nicht alleine auf den Inhalt lenken konnten. Diese Betrachtungsweise wird durch die Aussage gestützt, dass eine „Überforderung" auf Grund einer zu großen Komplexität innerhalb der Lernanforderung beim Lernen zu beobachten ist (Jenewein & Hundt, 2009, S. 7/8). Laut Heers kann der Lernerfolg durch Übung und Erfahrungen und den wiederholten Einsatz der Virtuellen Realität noch gesteigert werden (2005, S. 36). Auch kann davon ausgegangen werden, dass durch ein weitreichendes didaktisches Konzept mittels konkreter Lernziele, Feedbackschleifen und Lernhilfen die Effizienz des VR Unterricht noch zu steigern ist (Cook et al., 2010, S. 1589 - 1602).

Nach der Studie wurden die VR Brillen für den freiwilligen Anatomie Leistungskurs genutzt, um hier den Gewöhnungseffekt im Umgang mit VR Welt zu forcieren. Auf den Oculus Go Brillen kann kostenfrei die App „The Body VR" installiert werden. Diese App wurde genutzt, um mit den Auszubildenden in die mikroskopische Welt der Zelle vorzudringen. Bereits nach der ersten Unterrichtseinheit wurde von den Auszubildenden zurückgemeldet, dass sie das zu Erlernende noch nie so plastisch dargestellt gesehen haben. Hieraus konnte ein tieferes Verständnis entwickelt werden. Diese Beobachtung deckt sich mit der Aussage des Berner Bildungszentrums Pflege. Hier wurden ebenfalls ähnliche Lernsettings getestet. Es wurde der Anatomieunterricht im Gegensatz zur OTA Schule in der Weiterbildung von Pflegefachkräften, Anästhesie-, Intensiv- und Notfallpflege genutzt. Die Initiatoren in Bern sind derselben Meinung wie der Autor, dass es Im Rahmen der Ausbildung an Ressourcen bezüglich der nötigen Modelle, welche für den anatomischen Unterricht genutzt werden können, fehlt. Die Modelle sind auf Grund der verfügbaren Anzahl im Unterricht nicht für alle Kursteilnehmer gleichzeitig nutzbar, was ebenfalls einen Nachteil bezüglich der virtuellen Realität darstellt (Ferrer-Torregrosa, Torralba, Jimenez, García, & Barcia, 2014). Zudem ist die Plastizität der Strukturen, welche die virtuelle Realität durch verschiedenste Blickwinkel und die Möglichkeit des Eintauchens in die anatomischen Grundstrukturen ermöglicht, durch ein Kunststoffmodell nicht gegeben. Die VR ermöglicht hingegen einen unbegrenzten Zugang zu spezifischen Details des Organs oder der zu explorierenden Strukturen.

Hinzukommt, dass durch die Option Oculus Link, das gerade in der VR Brille Erlebte aus der „First Person" Sicht via Projektor zu den Kursteilnehmern transportiert werden kann. Dies stellt eine weitere Möglichkeit zur Umgestaltung des klassischen Lehrervortrages dar. Die Perspektivwahl obliegt alleine dem Vortragenden. Dieser kann durch die Veränderung seiner Blickrichtung in der Darstellung das Hervorzuhebende visualisieren. Hierdurch kann das persönliche Wissen mit den Teilnehmern geteilt werden, was zu einer Kumulation von impliziten und expliziten Wissensinhalten innerhalb der Lerngruppe führt (Schlegel, Geering, & Weber, 2019, S. 59).

Doch sind beim Lernen in der Virtuellen Realität nicht nur die Faktoren der Immersion, des Präsenzerlebens und der Interaktivität zu beachten. Auch die Selbstwirksamkeit der Unterrichtsform und die daraus resultierende Motivation der Lernenden tragen zum Erfolg bei (Jenewein & Hundt, 2009, S. 14).

4.3.2 Erhöhte Motivation durch die Virtuelle Realität im Unterricht

Die erhöhte Lernmotivation der Lernenden konnte im Rahmen der Studie klar herausgestellt werden. Diese Ergebnisse bestätigen die Aussagen, welche Schlegel und Weber 2019 im Magazin „Pädagogik der Gesundheitsberufe" dargestellt haben. Die Freude am Lernen durch die neuen

Formen innerhalb des Unterrichtsgeschehens ist nicht nur innerhalb der beiden Studien zu beobachten. Nach der Meinung des Autors sollte dieser erneute Hype um die Virtuelle Realität auf Grund der aktuellen technologischen Möglichkeiten genutzt werden. Die Generation der „Digital Natives" ist hierfür prädestiniert.

5. Fazit und Ausblick

Innerhalb der retrospektiven Betrachtung der Arbeit möchte der Autor nochmals darauf eingehen, dass die Hypothese der erhöhten Motivation durch den Unterricht in der Virtuellen Realität bestätigt werden konnte. Noch viel wichtiger ist aus Sicht des Autors, dass die Hypothese des verbesserten Lernerfolgs mittels einer signifikanten Studie und der zugehörigen Datenanalyse zumindest teilweise bestätigt werden konnte. Der Lernerfolg ist auf jeden Fall als verändert zu betrachten und durch den verstärkten Einsatz der Virtuellen Realität im Unterrichtsgeschehen zu verbessern. Durch die Literaturrecherche konnten Quellen zu Lernerfolgsstudien in der Industrie, welche unter dem Slogan „Industrie 4.0" durchgeführt werden, zugänglich gemacht werden. Allerdings ist die Virtuelle Realität in den Ausbildungsberufen der Medizin noch kaum beachtet. Hier ist das Berner Bildungszentrum Pflege als Vorreiter anzuführen. Gerade in der medizinischen Ausbildung ist relevant, dass der Theorie-Praxis-Transfer reibungslos ermöglicht wird. Dies wird aktuell durch praktische Übungen bewerkstelligt. Durch den Einsatz der Virtuellen Realität könnten hier bessere Ergebnisse erzielt werden. Viele der praktischen Übungen sind nur fiktiv durchzuführen, eine reale Situation ist nicht immer nachzustellen. In der Ausbildung zum OTA ist es als essentiell anzusehen, dass alle

Beteiligten innerhalb einer Lehrsituation die gleiche Situation erleben können. Ein Missverständnis könnte zu einem Schaden für den Patienten führen. Auf Grund dieser Erfahrung hatte der Autor die Themen der Studieninterventionen ausgewählt. Hier konnte eine Situation beobachtet werden, die durch die klassischen Sozialformen und Methoden im Unterricht nicht in dieser Form möglich war. Allein aus hygienischer Sicht ist es nicht möglich, mit einem 24-köpfigen Klassenverband gleichzeitig im OP Saal zu sein. Die Störung des OP Teams ist hierbei nicht berücksichtig, aber ebenfalls relevant. Gerade aus einer gemeinsam erlebten Situation kann durch das kumulierte Wissen der Gruppe aus der Beobachtung eine verbesserte Ausgangslage für den Theorie-Praxis Transfer erreicht werden.

Auch die Einbindung der unterschiedlichen Lerntypen nach Kolb in den Unterricht ist durch die Virtuelle Realität vereinfacht. Die neue Sozialform kann als ein Baustein einer abwechslungsreich gestalten Unterrichtsablaufplanung gesehen werden. Durch dieses Vorgehen ist ebenfalls ein Durchlaufen des Lernkreislaufes innerhalb einer Unterrichtseinheit möglich, was wieder für die bestmöglichen Voraussetzungen des Lernens sorgt.

In der Zukunft kann sich der Autor vorstellen, dass die Virtuelle Realität gerade in der Anatomie und in der Krankheitslehre als Sozialform relevant wird. Wie bereits in der

Diskussion erwähnt, sind hier Vorteile in der Visualisierung nicht von der Hand zu weisen. Eine Programmierung einer Pathophysiologie App analog zur Anatomie App sollte zeitnah umgesetzt werden. Allein die fehlenden finanziellen Mittel sind hierfür der limitierende Faktor. Die Produktion weiterer Lehrfilme für die Virtuelle Realität ist dagegen bereits angestoßen. Die OTA Schule der Uniklinik Würzburg wird Ende 2020 über mindestens 15 verschiedene „Erlebnisse" verfügen. Der Drehbeginn ist für März 2020 angesetzt. Zudem wurde eine 360 Grad Kamera (Insta360 ONE X) angeschafft, um kleinere Lehrvideos aus der „First Person" Sicht selbst zu filmen und zu produzieren.

Der Einsatz der Virtuellen Realität, gerade in der hier vorgestellten, vereinfachten Form, sollte zum Standardbestandteil der Methodenvielfalt einer Unterrichtsplanung werden. Aus der Sicht des Autors gilt es allerdings zu beachten, dass die neue Form keinen übermäßigen Hype erfahren sollte, sondern gezielt eingesetzt werden sollte. Es besteht sonst die Gefahr, dass die Auszubildenden schnell übersättigt werden und die positiven Effekte aus der Lernmotivation verlorengehen.

Literaturverzeichnis

Appel, W. (2013). Personaler und Digital Natives. In W. Appel, & B. Michel-Dittgen (Hrsg.), *Digital Natives; Was Personaler über die Generation Y wissen sollten* (S. 3-10). Wiesbaden: Springer Gabler.

Bricken, M. (1990). *A Description of the Human Interface Technology Laboratoryís Virtual Worlds.* Human Interface Technology Laboratory. Seattle: University of Washington Human Interface Technology Laboratory. Abgerufen am 01. 02 2020

Cook, D., Erwin, P., & Triola, M. (2010). Computerized Virtual Patients in Health Professions Education: A Systematic Review and Meta-Analysis. (A. o. Colleges, Hrsg.) *Academic Medicine, 85*(10), S. 1589 - 1602. Abgerufen am 02. 01 2020 von https://insights.ovid.com/crossref?an=00001888-201010000-00016

DLR Projektträger Europäische und Internationale Zusammenarbeit Arbeitsgruppe „Internationalisierung der Berufsbildung". (2019). *Berufsbildung International Digitalisierung.* (H. Barske, M. Bockhold, & R. Valier, Hrsg.) Kempten: AZ Druck. Abgerufen am 01. 01 2020 von https://www.berufsbildung-

international.de/files/IBB_Publikation_02-
19_Digitalisierung_web.pdf

Dörner, R., Broll, W., Grimm, P., & Jung, B. (2019). *Virtual und Augmented Reality (VR/AR)* (2 Ausg.). Berlin: Springer Vieweg. doi:10.1007/978-3-662-58861-1

Ferrer-Torregrosa, J., Torralba, J., Jimenez, M., García, S., & Barcia, J. (31. 10 2014). ARBOOK: Development and Assessment of a Tool Based on Augmented Reality for Anatomy. *Journal of Science Education and Technology, 24*, S. 119 – 124. doi:DOI 10.1007/s10956-014-9526-4

Gudjons, H. (2011). *Frontalunterricht - neu entdeckt; Integration in offene Unterrichtsformen* (3 Ausg.). Bad Heilbrunn: Verlag Julius Klinikhardt.

Heers, R. (2005). *Being There Untersuchungen zum Wissenserwerb in virtuellen Umgebungen.* Fakultät für Informations- und Kognitionswissenschaften der Eberhard-Karls-Universität Tübingen , Tübingen. Abgerufen am 06. 02 2020 von https://publikationen.uni-tuebingen.de/xmlui/bitstream/handle/10900/48724/pdf/Diss_Heers.pdf?sequence=1

Hellriegel, J., & Čubela, D. (2018). Das Potenzial von Virtual Reality für den schulischen Unterricht - Eine konstruktivistische Sicht. *MedienPädagogik: Zeitschrift für Theorie Und Praxis Der Medienbildung*, S. 58 - 80. doi:DOI: https://doi.org/10.21240/mpaed/00/2018.12.11.X

Herrmann, U. (Hrsg.). (2009). *Neurodidaktik* (2 Ausg.). Weinheim und Basel: Beltz Verlag.

Jenewein, K., & Hundt, D. (2009). *Wahrnehmung und Lernen in virtueller Realität – Psychologische Korrelate und exemplarisches Forschungsdesign.* IBBP-Arbeitsbericht Nr. 67, Otto-von-Guericke-Universität Magdeburg, Fakultät für Geistes-, Sozial- und Erziehungswissenschaften Institut für Berufs- und Betriebspädagogik (IBBP), Magdeburg. Abgerufen am 04. 01 2020 von http://www.bwp.ovgu.de/inibbp_media/Downloads/ Institut/Forschung/Forschungsbericht_67_IBBP_O VGU.pdf

Kennedy, R., Lane, N., Berbaum, K., & Lilienthal, M. (1993). Simulator Sickness Questionnaire: An Enhanced Method. *The International Journal of Aviation Psychology*(3), S. 203-220. doi:https://doi.org/10.1207/s15327108ijap0303_3

Kolasinski, E. (1995). Simulator Sickness in Virtual Enviroments; Technical Report No. 1027. (U. R.

Sciences, Hrsg.) Alexandria. Abgerufen am 15. 01 2020 von http://stinet.dtic.mil/cgi-bin/GetTRDoc?AD=ADA295861&Location=U2&doc=GetTRDoc.pdf

Kolb, D. (1984). Experiential learning: experience as the source of learning and development. (P. Hall, Hrsg.) Englewood Cliffs, NJ. Abgerufen am 05. 01 2020 von https://www.researchgate.net/profile/David_Kolb/publication/235701029_Experiential_Learning_Experience_As_The_Source_Of_Learning_And_Development/links/00b7d52aa908562f9f000000/Experiential-Learning-Experience-As-The-Source-Of-Learning-And-Development.pdf?

Kultusministerkonferenz, S. d. (Hrsg.). (2016). Bildung in der digitalen Welt Strategie der Kultusministerkonferenz. *Strategie der Kultusministerkonferenz „Bildung in der digitalen Welt".* Berlin: KMK Berlin. Abgerufen am 26. 01 2020 von https://www.kmk.org/fileadmin/Dateien/pdf/PresseUndAktuelles/2018/Digitalstrategie_2017_mit_Weiterbildung.pdf

Laarni, J. (2003). *Measuring spatial presence. Presentation in Seminar on Perception and User Interfaces.* Helsinki: Universitiy of Finland.

Malim, T. (1994). *Cognitive Processes Attention, Perception, Memory, Thinking and Language.* Houndmills, Basingstoke, Hampshire, London: The Macmillan Press Ltd.

Mandl, H., Reinmann-Rothmeier, G., & Gräsel, C. (1998). *Gutachten zur Vorbereitung des Programms "Systematische Einbeziehung von Medien, Informations- und Kommunikationstechnologien in Lehr- und Lernprozesse".* Bonn: BLK Bund-Länder-Kommision für Bildungsplanung un Forschungsförderung. Abgerufen am 01. 02 2020 von https://www.researchgate.net/publication/2974528 3_Gutachten_zur_Vorbereitung_des_Programms_ Systematische_Einbeziehung_von_Medien_Infor mations- _und_Kommunikationstechnologien_in_Lehr- _und_Lernprozesse

Merleau-Ponty, M. (1966). *Phänomenologie der Wahrnehmung* (6 Ausg.). Berlin: De Gruyter.

Meyer, H. (2017). *Unterrichtsmethoden II Praxisband* (15 Ausg.). Berlin: Cornelsen Verlag GmbH.

Meyer, H. (2019). *Unterrichtsmethoden I Theorieband* (18 Ausg.). Berlin: Cornelsen Verlag GmbH.

Moreno, R., & Mayer, R. E. (2002). Learning Science in Virtual Reality Multimedia Environments: Role of Methods and Media. (A. P. Association, Hrsg.) *Journal of Educational Psychology*(94 (3)), S. 598 - 610. Abgerufen am 14. 01 2020 von https://www.learntechlib.org/p/96648/.

Niedermeier, S., & Müller-Kreiner, C. (08. 11 2019). VR/AR in der Lehre!? Eine Übersichtsstudie zu Zukunftsvisionen des digitalen Lernens aus der Sicht von Studierenden. (D. |.-I. Bildungsinformation, Hrsg.) Abgerufen am 12. 12 2019 von http://nbn-resolving.de/urn:nbn:de:0111-pedocs-180489

OECD. (2019). *Trends Shaping Education 2019*. (OECD, Herausgeber) Abgerufen am 11. 02 2020 von https://read.oecd-ilibrary.org/education/trends-shaping-education-2019_trends_edu-2019-en#page4

Quilling, K. (2015). *Lernstile und Lerntypen*. Abgerufen am 01. 02 2020 von https://www.die-bonn.de/wb/2015-lernstile-01.pdf

Rheingold, H. (1992). *Virtuelle Welten. Reisen im Cyberspace.* Reinbek bei Hamburg : Rowohlt. doi:9783498057312

Schaper, N. (05 2000). *Gestaltung und Evaluation arbeitsbezogener Lernumgebungen.* (N. Schaper, Hrsg.) Abgerufen am 01. 02 2020 von http://www.forschungsnetzwerk.at: http://www.forschungsnetzwerk.at/downloadpub/S chaper_Gestaltung_Evaluation_arbeitsbezogener _Lernumgebungen_2000_Habilitationsschrift.pdf

Schiefele, U., & Pekrun, R. (1996). Psychologische Modelle des fremdgesteuerten und selbstgesteuerten Lernens. In F. E. Weinert (Hrsg.), *Psychologie des Lernens und der Instruktion* (Bd. 2, S. 249–278). Göttingen: Hogrefe.

Schlegel, C., & Weber, U. (2019). Lernen mit Virtual Reality: Ein Hype in der Pflegeausbildung? *Pädagogik der Gesundheitsberufe*(3/2019), S. 182 - 186. doi:10293.000/30000-1711

Schlegel, C., Geering, A., & Weber, U. (19. 12 2019). Virtuelle Realität verbessert die Wirklichkeit. *PFLEGE Zeitschrift*(1-2/2020), S. 57 - 60. doi:https://doi.org/10.1007/s41906-019-0231-z

Schrader, J. (2008). *Lerntypen bei Erwachsenen : empirische Analysen zum Lernen und Lehren in der beruflichen Weiterbildung* (2 erg. Aufl. Ausg.). Bad Heilbrunn: Klinkhardt.

Schulz, W. (1965). Unterricht – Analyse und. In P. Heimann, G. Otto, & W. Schulz (Hrsg.), *Unterricht – Analyse und Planung* (S. 13-47). Hannover: Schroedel.

Schwan, S., & Buder, J. (24. 06 2006). *www.e-teaching.org.* Abgerufen am 26. 12 2019 von https://www.e-teaching.org/didaktik/gestaltung/vr/vr.pdf

Steuer, J. (12 1992). Defining Virtual Reality: Dimensions Determining Telepresence. (I. C. Association, Hrsg.) *Journal of Communication, 42*(4), S. 73-93. doi: https://doi.org/10.1111/j.1460-2466.1992.tb00812.x

Völkle, M., & Erdfelder, E. (2010). Varianz- und Kovarianzanalyse. In C. Wolf, & H. Best (Hrsg.), *Handbuch der sozialwissenschaftlichen Datenanalyse* (S. 453 - 493). Wiesbaden: VS Verlag fur Sozialwissenschaften | Springer Fachmedien.

Zender, R., Weise, M., Heyde, M., & Söbke, H. (2018). Lehren und Lernen mit VR und AR – Was wird erwartet? In D. Schiffner (Hrsg.), *Proceedings of DeLFI Workshops 2018 co-located with 16th e-Learning Conference of the German Computer Society (DeLFI 2018)*, (S. 12). Frankfurt. Abgerufen am 09. 10 2019 von http://ceur-ws.org/Vol-2250/WS_VRAR_paper5.pdf

Zinn, B., Tenberg, R., & Pittich, D. (2019). Editorial: Lehren und Lernen zwischen Virtualität und Realität. (B. Zinn, R. Tenberg, & D. Pittich, Hrsg.) *Journal of Technical Education, 7*. Abgerufen am 02. 01 2020 von http://www.journal-of-technical-education.de/index.php/joted/article/view/182/171

Anhang A: Pseudonymisierung

BA Arbeit „Lernoutcome bei unterschiedlichen Lehrmethoden"

Sequenzielle Studie Frontalunterricht vs. Virtuelle Realität

Pseudonymisierung:

Pro Kästchen nur ein Zeichen (Buchstabe bzw. Zahl)!

Umlaute bitte als 2 Buchstaben bei Zählung werten!

z.B Würzburg -> Wuerzburg -> dritter Buchstabe = e

Geburtsort: dritter Buchstabe

Alter: Bitte addieren sie die einzelnen Stellen Ihres Geburtsdatums

          z.B. 0+8+0+1+1+9+7+9 = 35

Wenn das Ergebnis 1-stellig ist, tragen Sie es bitte in das rote Kästchen eine 0 ein

Vorname der leiblichen Mutter: dritter Buchstabe

Die ersten beiden Buchstaben des Ortes Ihrer Einschulung

Mein Pseudonymisierungscode:

☐ ☐ ☐ ☐ ☐ ☐

Anhang B: Information zur Studie für Probanden

„Lernoutcome bei unterschiedlichen Lehrmethoden"

Sequenzielle Studie Frontalunterricht vs. Virtuelle Realität

Sehr geehrte Auszubildende,

im September und November 2019 sind Sie im Blockunterricht in der Schule für Operationstechnische Assistenten. Die theoretische Ausbildung fand bisher meist klassisch in Form des Frontalunterrichtes statt. Durch neue technische Lösungen ist es nun möglich, auch einen „Virtuellen OP" zu betreten und damit andere Lernkanäle während der Unterrichtseinheiten zu eröffnen.

Wir führen eine Studie zur Ausbildungsforschung durch, in der die Auswirkungen auf das Lernergebnis durch moderne Lehrmethoden wissenschaftlich untersucht werden sollen.

Dazu möchten wir Sie während des Unterrichtsblockes zur Einschätzung Ihrer Erfahrung mit den verschiedenen Unterrichtsmethoden befragen. Wir werden Ihnen Fragebögen vorlegen und Sie darum bitten, diese auszufüllen. Ferner möchten wir Ihre Leistungsergebnisse (Klausuren) mit den Fragebögen verknüpfen, um dadurch besser abzuschätzen, ob es Unterschiede in der Bewertung der Unterrichtsmethoden gibt und in wie fern sich das Lernergebnis verändert.

Ziel der Untersuchung ist es nicht, Ihre persönlichen Leistungen zu bewerten, sondern die aufgestellten wissenschaftlichen Hypothesen zu überprüfen, sowie Effekte und mögliche Hindernisse der virtuellen Realität systematisch zu analysieren. Es ist uns wichtig, zu erfahren welche Unterrichtsform Ihnen den größeren Lerneffekt gebracht hat und welche Erkenntnisse Sie daraus erlangt haben. Aus Ihrer Einschätzung und den Tests möchten wir Verbesserungsmöglichkeiten für zukünftige Unterrichtsmethoden ableiten, um damit die gesamte Ausbildung zu optimieren und diese Methode für die zukünftigen Ausbildungsjahrgänge zu adaptieren.

Die Fragebögen werden durch einen individuellen Code pseudonymisiert und an die Teilnehmenden verteilt. Daraufhin führt der Studienleiter die Leistungsdaten mit dem jeweiligen Pseudonym zusammen. Durch Entfernen der individuellen Nummer wird die Datei anschließend anonymisiert. Die Durchführung der Studie geschieht auf der Grundlage der Datenschutzgrundverordnung. Der Erheber der Daten unterliegt der Schweigepflicht und ist dem Datengeheimnis verpflichtet. Die Arbeit dient allein wissenschaftlichen Zwecken. Alle im Studienverlauf erhobenen Daten werden auf gesicherten Speichermedien hinterlegt und vertraulich behandelt.

Die Einwilligung ist freiwillig und kann jederzeit und ohne Angabe von Gründen von Ihnen widerrufen werden. Wenn Sie sich gegen eine Teilnahme entscheiden, entstehen Ihnen hieraus keine Nachteile.

Kurz gesagt: diese Studie hat keinen Einfluss auf Ihre Notengebung, sie findet pseudonymisiert statt und dient der Evaluation bzw. Lehrforschung

Ich bedanke mich für Ihre Bereitschaft, an dieser Studie teilzunehmen.

Felix Mensch

Studienleiter

Mit Ihrer Teilnahme an der Sequenziellen Studie

„Lernoutcome bei unterschiedlichen Lehrmethoden"

Frontalunterricht vs. Virtuelle Realität erteilen Sie Ihre Einwilligung in die Verarbeitung personenbezogener Daten durch das Universitätsklinikum Würzburg.

Universitätsklinikum Würzburg (UKW), Anstalt des öffentlichen Rechts, Josef-Schneider-Straße 2, 97080 Würzburg, Tel.: 0931-201-0, oder E-Mail: info@ukw.de.

Das UKW hat einen Datenschutzbeauftragten bestellt. An ihn können Sie, sich mit allen Anliegen rund um Ihre Daten wenden oder auch mit einer Beschwerde über Datenschutzverstöße. Seine Kontaktdaten lauten wie folgt:

Datenschutzbeauftragter des Universitätsklinikums Würzburg, Josef-Schneider-Straße 11, 97080 Würzburg, E-Mail: datenschutz@ukw.de.

Zudem haben Sie das Recht auf Beschwerde bei der Datenschutzaufsichtsbehörde. Für das UKW ist dies der Bayerische Landesbeauftragte für den Datenschutz, Postfach 22 12 19, 80502 München, E-Mail: poststelle@datenschutz-bayern.de

Gemäß der DSGVO ergeben sich für Sie folgende **Rechte** bezogen auf die Ihre personenbezogenen Daten:

- Sie haben das Recht auf Widerruf. Ihre personenbezogenen Daten werden in diesem Fall gelöscht. Die Rechtmäßigkeit der Verarbeitung dieser Daten bis zum Zeitpunkt Ihres Widerrufs wird dadurch nicht berührt.

- Sie haben im Grundsatz das Recht auf Auskunft; sollten unrichtige personenbezogene Daten verarbeitet werden, haben Sie ein Recht auf Berichtigung. Bei Vorliegen der gesetzlichen Voraussetzungen können Sie die Löschung personenbezogener Daten, die Einschränkung der Verarbeitung oder die Datenübertragung verlangen, sowie Widerspruch gegen die Verarbeitung einlegen. Sollten Sie diese Rechte gegenüber dem UKW geltend machen, wird geprüft, ob die gesetzlichen Voraussetzungen erfüllt sind.

Bitte eintragen: *

Pseudonym:

Nachname:

Vorname:

*Diese personenbezogenen Angaben werden separat aufbewahrt und dienen lediglich der Einwilligungserklärung.

Ich wurde von der Projektkoordination vollständig über Wesen, Bedeutung und Tragweite der Studie aufgeklärt. Ich hatte die Möglichkeit, Fragen zu stellen und habe falls erforderlich Antworten erhalten und diese verstanden.

Die Verwendung meiner Angaben setzt vor der Teilnahme an der Studie folgende freiwillig abgegebene Einwilligungserklärung voraus, d.h. ohne die nachfolgende Einwilligung kann ich nicht an der Studie teilnehmen.

Ich willige damit ein, dass im Rahmen dieser Studie erhobene Daten in Papierform und auf elektronischen Datenträgern aufgezeichnet werden. Die Datenerhebung erfolgt pseudonymisiert, die Auswertung erfolgt dann ohne Rückführbarkeit auf Ihre Person. Die Daten sind vor unberechtigtem Zugriff ge-

Ich habe die Informationen zur Studie erhalten.

Hiermit willige ich in die Teilnahme an der Studie ein.

Würzburg, den

—————————————

Ort und Datum

—————————————————

Unterschrift der/des Studienteilnehmenden

Würzburg, den

—————————————

Ort und Datum

—————————————————

Unterschrift des Studienverantwortlichen

Anhang C: Prä-Fragebogen

BA Arbeit „Lernoutcome bei unterschiedlichen Lehrmethoden"

Sequenzielle Studie Frontalunterricht vs. Virtuelle Realität

Prä-Fragebogen:

Angaben zur Person

6-stelliges Pseudonym:

☐☐☐☐☐☐

Sie sind

weiblich ◯   männlich ◯   divers ◯

Ausbildungsjahr

1 ◯   2 ◯   3 ◯

Medizinische Vorbildung

Ja ◯   welche: _____

Nein ◯

Höchster erreichter Schulabschluss

_____

Alter

_____

OP Einsatz in der Viszeralchirurgie bereits erfolgt

Ja ◯   Nein ◯

Ich hatte bereits Kontakt zur Virtuellen Realität

Ja $\bigcirc$ Nein $\bigcirc$

Ich habe bereits in der Virtuellen Realität gespielt

Ja $\bigcirc$ Nein $\bigcirc$

Ich habe bereits Filme in der Virtuellen Realität gesehen

Ja $\bigcirc$ Nein $\bigcirc$

Bitte schätzen Sie sich ein

Ich bin ein technikbegeisterter Mensch

stimme überhaupt nicht zu	1	2	3	4	5	stimme voll zu

Ich kann Smartphones und Tablets gut bedienen

stimme überhaupt nicht zu	1	2	3	4	5	stimme voll zu

Ich lese gerne digital (E-Books, Texte im Display)

stimme überhaupt nicht zu	1	2	3	4	5	stimme voll zu

Soziale Netzwerke (z.B. Facebook, Instagram und Snapchat) spielen für mich eine wichtige Rolle

stimme überhaupt nicht zu	1	2	3	4	5	stimme voll zu

Ich schaue mir gerne Filme an (z.B. Kino, TV, YouTube)

stimme überhaupt nicht zu	1	2	3	4	5	stimme voll zu

Ich verwende Computer/Tablets/Smartphones in vielen Bereichen meines Alltags

stimme überhaupt nicht zu	1	2	3	4	5	stimme voll zu

Ich sehe mir lieber Videos an, als Texte zu lesen

stimme überhaupt nicht zu	1	2	3	4	5	stimme voll zu

Ich kann mir Inhalte durch Videos leichter merken als durch ge-
schriebene Texte

stimme überhaupt nicht zu	1	2	3	4	5	*stimme voll zu*

Ich komme in der „Virtuellen Realität" gut klar

stimme überhaupt nicht zu	1	2	3	4	5	*stimme voll zu*

Der Umgang mit unbekannten digitalen Medien fällt mir leicht

stimme überhaupt nicht zu	1	2	3	4	5	*stimme voll zu*

Wie können Sie effektiv lernen? Bitte schätzen Sie sich ein.

In Lerngruppen, wenn ich Themen anderen erklären und mit ihnen darüber diskutieren kann

stimme überhaupt nicht zu	1	2	3	4	5	stimme voll zu

Durch Aufschreiben (z.B. Mitschriften und eigene Zusammenfassung).

stimme überhaupt nicht zu	1	2	3	4	5	stimme voll zu

Wenn ich mein eigenes Tempo bestimmen kann.

stimme überhaupt nicht zu	1	2	3	4	5	stimme voll zu

Durch Zuhören (z.B. Vorlesung, Podcasts)

stimme überhaupt nicht zu	1	2	3	4	5	stimme voll zu

Durch visuelle Veranschaulichung (z.B. Abbildungen, Grafiken und Tabellen)

stimme überhaupt nicht zu	1	2	3	4	5	stimme voll zu

Durch bewegte Bilder (z.B. Clips, Videos)

stimme überhaupt nicht zu	1	2	3	4	5	stimme voll zu

Anhang D: Fragebogen Post Test Frontalunterricht

BA Arbeit „Lernoutcome bei unterschiedlichen Lehrmethoden"

6-stelliges Pseudonym:

☐☐☐☐☐☐

Fragebogen Post Test Frontalunterricht

Der Unterricht fördert mein Interesse am Themengebiet

stimme überhaupt nicht zu	1	2	3	4	5	stimme voll zu

Die Möglichkeiten der Mitgestaltung und Diskussion waren gegeben

stimme überhaupt nicht zu	1	2	3	4	5	stimme voll zu

Der Unterricht verdeutlicht die Verwendbarkeit und den Nutzen des behandelten Stoffes in der Praxis

stimme überhaupt nicht zu	1	2	3	4	5	stimme voll zu

Die Art, wie der Unterricht gestaltet ist, trägt zum Verständnis des Stoffes bei.

stimme überhaupt nicht zu	1	2	3	4	5	stimme voll zu

Der Unterrichtsmethode fördert mein Interesse am Themengebiet

stimme überhaupt nicht zu	1	2	3	4	5	*stimme voll zu*

Der Unterrichtsmethode erleichtert es mir das Vermittelte zu verstehen

stimme überhaupt nicht zu	1	2	3	4	5	*stimme voll zu*

Der Unterrichtsmethode erleichtert es mir das Vermittelte zu lernen

stimme überhaupt nicht zu	1	2	3	4	5	*stimme voll zu*

Anhang E: Erwartungshorizont Frontalunterricht

Präoperativ

- Saalcheck

- Team informieren

- Lagerung vorbereiten (Kopfstütze, Blase, Beachchair)

- Einschleusen

- Geräte holen (Erbe/Neuromonitoring/Absaugung)

- Geräte Prüfen

- Sauberkeit im Saal (Mülleimer)

- Instrumente richten

- Hautkleber holen

- Einmalartikel (Neuromonitoring/Spezial Tubus/Clipse/Nahtmaterial/Ligaturen)

- Schnellschnitt/Patho vorbereiten

- Zählkontrolle

- Wärmemanagement

- Team Time Out

- Dokumentation

- Patienten Identifikation

- Unterlagen auf Vollständigkeit prüfen

- Pat. Lagern

- Neutralelektrode anbringen

- Sterilgüter anreichen (weich und hart Verpackung)

- Sterilgut Kontrolle (Verfall)

- Steriles ankleiden assistieren

- Kabel einstecken

- Pat. Desinfektion

- Abdecken des Patienten

- Flüssigkeiten angeben

- Fußschalter vorbereiten

- Sterilzone einrichten

- Pat. in den Saal holen

- Nässeschutz einlegen

- Nässeschutz entfernen

- OP Lampen anschalten

- Ggf. Rasur

- Abwurf bereitstellen

Intraoperativ

- OP beobachten

- Dokumentation z.B. Schnitt Naht

- Fehlendes Material nachreichen

118

- Hygiene beachten

- Sterilzone verteidigen

- Neuromonitoring bedienen

- Schnellschnitt / Histo versorgen

- Intraoperative Lageveränderung

- Zählkontrolle (Fascie/Haut)

- Ruhe im Saal achten

- Telefonieren

→ Nächster Patient

→ Personal (Ärzte/Ablösung)

→ Pathologie

- Verbandmaterialien anreichen

- Wärmemanagement

- Auffüllen (Zargeswagen)

- Richten nächster Eingriff

Postoperativ

- Entlagern

- Zählkontrolle

- Saalreinigung

- Dokumentation abschließen

- Geräte abschalten/entkoppeln

119

- Neutralelektrode abnehmen

- Verband anlegen

- Patho versorgen

- In Bereitschaft bzgl. Komplikationen

- Instrumentenentsorgung

- Nächsten Eingriff vorbereiten

- Ausschleusen

- Nicht mehr Benötigte Geräte aus dem Saal bringen

- Abdeckung entfernen

- Wärmemanagement

- Instrumente in AEMP bringen

- OP Leuchten ausschalten

Gesamt 66 Punkte

Anhang F: Fragebogen Post Test Virtuelle Realität

BA Arbeit „Lernoutcome bei unterschiedlichen Lehr-methoden"

6-stelliges Pseudonym:

⬜⬜⬜⬜⬜⬜

Fragebogen Post Test Virtuelle Realität

Der Unterricht fördert mein Interesse am Themengebiet

stimme überhaupt nicht zu	1	2	3	4	5	*stimme voll zu*

Die Möglichkeiten der Mitgestaltung und Diskussion waren gegeben

stimme überhaupt nicht zu	1	2	3	4	5	*stimme voll zu*

Der Unterricht verdeutlicht die Verwendbarkeit und den Nutzen des behandelten Stoffes in der Praxis

stimme überhaupt nicht zu	1	2	3	4	5	*stimme voll zu*

Die Art, wie der Unterricht gestaltet ist, trägt zum Verständnis des Stoffes bei.

stimme überhaupt nicht zu	1	2	3	4	5	*stimme voll zu*

Der Unterrichtsmethode fördert mein Interesse am Themengebiet

stimme überhaupt nicht zu	1	2	3	4	5	stimme voll zu

Der Unterrichtsmethode erleichtert es mir das Vermittelte zu verstehen

stimme überhaupt nicht zu	1	2	3	4	5	stimme voll zu

Der Unterrichtsmethode erleichtert es mir das Vermittelte zu lernen

stimme überhaupt nicht zu	1	2	3	4	5	stimme voll zu

Es ist mir leichtgefallen, mich in der virtuellen Realität zu orientieren

stimme überhaupt nicht zu	1	2	3	4	5	stimme voll zu

Anhang G: Erwartungshorizont Virtuelle Realität

Präoperativ

- Saalcheck

- Team informieren

- Lagerung vorbereiten (Beinstützen)

- Einschleusen

- Geräte holen (Erbe/Absaugung)

- Lap. Turm holen anschalten

- Lap. Turm prüfen

- Lap. Turm Daten eingeben

- Gas Prüfen / Anschalten

- Spülbtl. vorbereiten

- Geräte prüfen

- Sauberkeit im Saal (Mülleimer)

- Instrumente richten

- Einmalartikel (Bergebeutel/Nahtmaterial/Ligaturen)

- Schnellschnitt/Patho vorbereiten

- Zählkontrolle

- Wärmemanagement

123

- Team Time Out

- Dokumentation

- Patienten Identifikation

- Unterlagen auf Vollständigkeit prüfen

- Pat. Lagern

- Neutralelektrode anbringen

- Sterilgüter anreichen (weich und hart Verpackung)

- Sterilgut Kontrolle (Verfall)

- Steriles ankleiden assistieren

- Kabel einstecken

- Kamera einrichten

- Pat. Desinfektion

- Abdecken des Patienten

- Flüssigkeiten angeben

- Fussschalter vorbereiten

- Sterilzone einrichten

- Pat. in den Saal holen

- Nässeschutz einlegen

- Nässeschutz entfernen

- OP Lampen anschalten

- Ggf. Rasur

124

- Abwurf bereitstellen

- Saal verdunkeln

Intraoperativ

- OP beobachten

- Dokumentation z.B. Schnitt Naht

- Fehlendes Material nachreichen

- Hygiene beachten

- Sterilzone verteidigen

- Einstellungen Turm anpassen

- Für Konversion vorbereiten

- Lichtmanagement

- Schnellschnitt / Histo versorgen

- Gallenbalse eröffnen / Steine bergen

- Intraoperative Lageveränderung

- Zählkontrolle (Fascie/Haut)

- Ruhe im Saal achten

- Telefonieren

→ Nächster Patient

→ Personal (Ärzte/Ablösung)

→ Pathologie

- Verbandmaterialien anreichen

- Wärmemanagement

- Auffüllen (Zargeswagen)

- Richten nächster Eingriff

- Abwurf bereitstellen

- Lagerungswagen holen

Postoperativ

- Entlagern

- Zählkontrolle

- Saalreinigung

- Dokumentation abschließen

- Geräte abschalten/entkoppeln

- Neutralelektrode abnehmen

- Verband anlegen

- Patho versorgen

- In Bereitschaft bzgl. Komplikationen

- Instrumentenentsorgung

- Nächsten Eingriff vorbereiten

- Ausschleusen

- Nicht mehr Benötigte Geräte aus dem Saal bringen

- Abdeckung entfernen

- Wärmemanagement

- Instrumente in AEMP bringen

- OP Leuchten ausschalten

- Lap. Turm Ausschalten / Datentransfer

- Lap. Turm reinigen / aus dem Saal entfernen

Gesamt 79 Punkte

Die Reihe „Pädagogische Praxisimpulse" richtet sich an AutorInnen, die aus der Praxis und für die Praxis niedrigschwellig ihre Erkenntnisse und Forschungsarbeiten darstellen und einer Leserschaft zur Verfügung stellen wollen. Für die LeserInnen soll damit die Möglichkeit geschaffen werden komplexe und theoretische Sachverhalte nachvollziehbar und für ihre Praxis anschlussfähig aufbereitet vorzufinden. Idealerweise beinhalten die Beiträge immer auch konkrete Umsetzungsvorschläge und Anwendungsbeispiele.